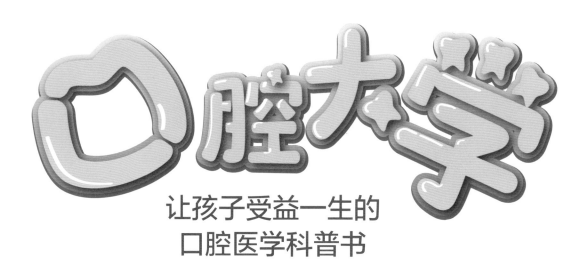

口腔大学

让孩子受益一生的
口腔医学科普书

张芳　宋宜娴　编著

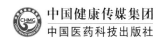

中国健康传媒集团
中国医药科技出版社

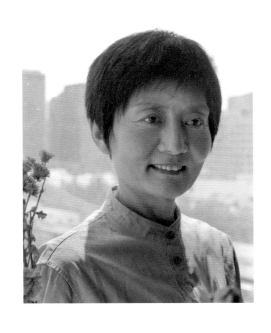

张 芳

中日友好医院口腔医学中心副主任医师

牙体牙髓专科医师

临床教学指导老师

从事口腔临床工作二十余年，有丰富的临床经验，擅长显微镜下活髓保存和根管治疗。随着饮食结构的改变、人类寿命的延长，对天然牙齿的保护尤为重要，作者多年致力于口腔科普宣传，帮助儿童、成人增加保健牙齿的知识和方法，倡导并推行牙齿自我防御为主、医生治疗为辅的理念，由儿童、家长、医生共同呵护每颗天然牙齿，得到少年儿童和家长的高度认可。

前 言

    牙齿不仅是咀嚼食物的需要，牙齿是否美观还关系到个人形象。尽可能维护好天然牙齿，是每个人的愿望和追求。而清洁牙齿的习惯和维护牙齿健康的观念，要从小养成，才能让孩子们受益终生。口腔健康养护知识听起来专业高深，如何让孩子们轻松愉快地了解牙齿养护常识并养成习惯，是我们专业医生一直在思考和探索的课题。

    2021 年春天，中日友好医院医学专家李程带领大家到北京雅昌艺术印刷有限公司参观，该公司展列出的各种独具创意和设计的画册给了我们启发和触动，激发了我们创作的热情，大家集思广益，最终确定要编写一本口腔医学科普读物。在书名中我们使用了"口腔大学"这个名词，有着自己的独特考量，一是"大学"这个名词赋予孩子们知识渊博的荣誉感；二是避免了一些诸如"口腔诊所""口腔医院"等医学名词的严肃感，增加亲和力。

    本书以主人公帅帅的成长为线索，设计了八堂课，让小读者身临其境地探索每个成长阶段牙齿世界的奥秘。以精美的绘画艺术赋能于有趣的故事中，情节中表现出丰富的想象力和探索精神，不仅满足了小朋友的好奇心，还让他们在"口腔大学"遨游的过程中轻松愉快地掌握了口腔养护常识，自觉养成爱牙护牙的好习惯。用"润物细无声"的方式普及健康知识，是我们全体创作人员共同的愿望。

    最后，特别对董青教授的精心校对致以感谢。

张 芳

2023 年 5 月

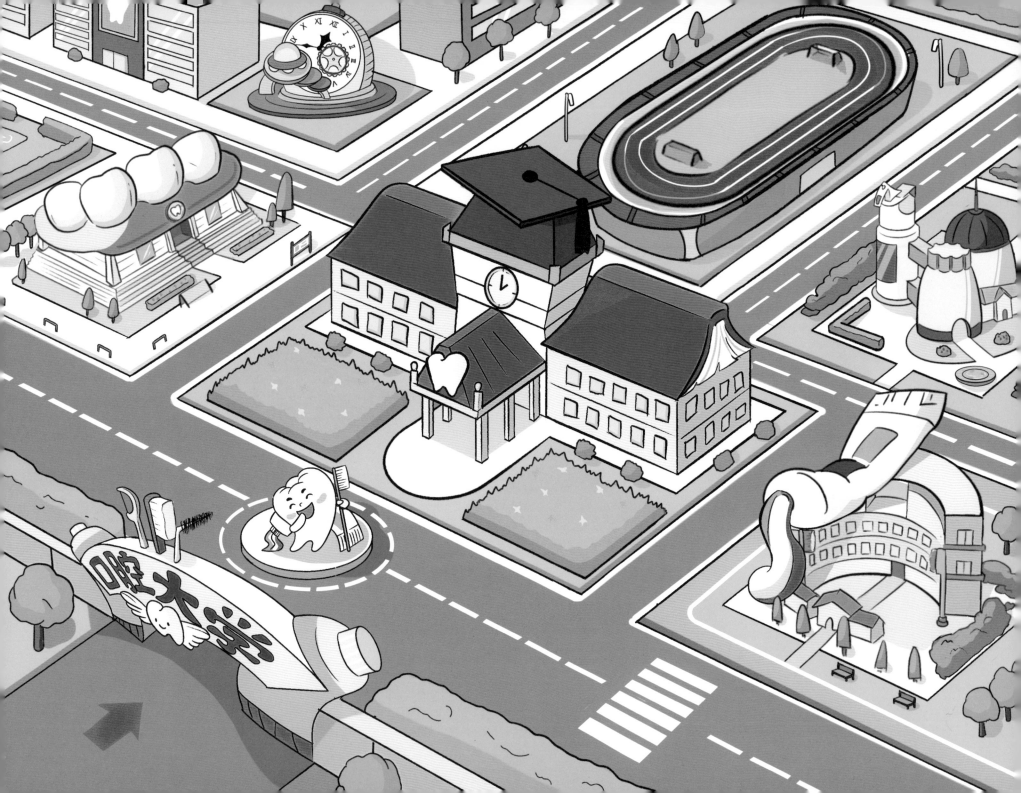

目录
content

胎儿期　婴儿期

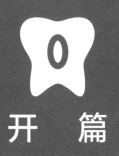

开　篇

牙齿成长之路

每个小朋友需要在妈妈肚子里孕育 280 天左右，而牙齿的孕育成长之路更漫长。它的成长就像种子发芽，要经历风雨才能长成参天大树。牙齿的孕育从胚胎第 8 周开始，一直持续到小朋友 8~10 岁。这期间需要妈妈和小朋友共同呵护，牙齿才能健康茁壮成长。

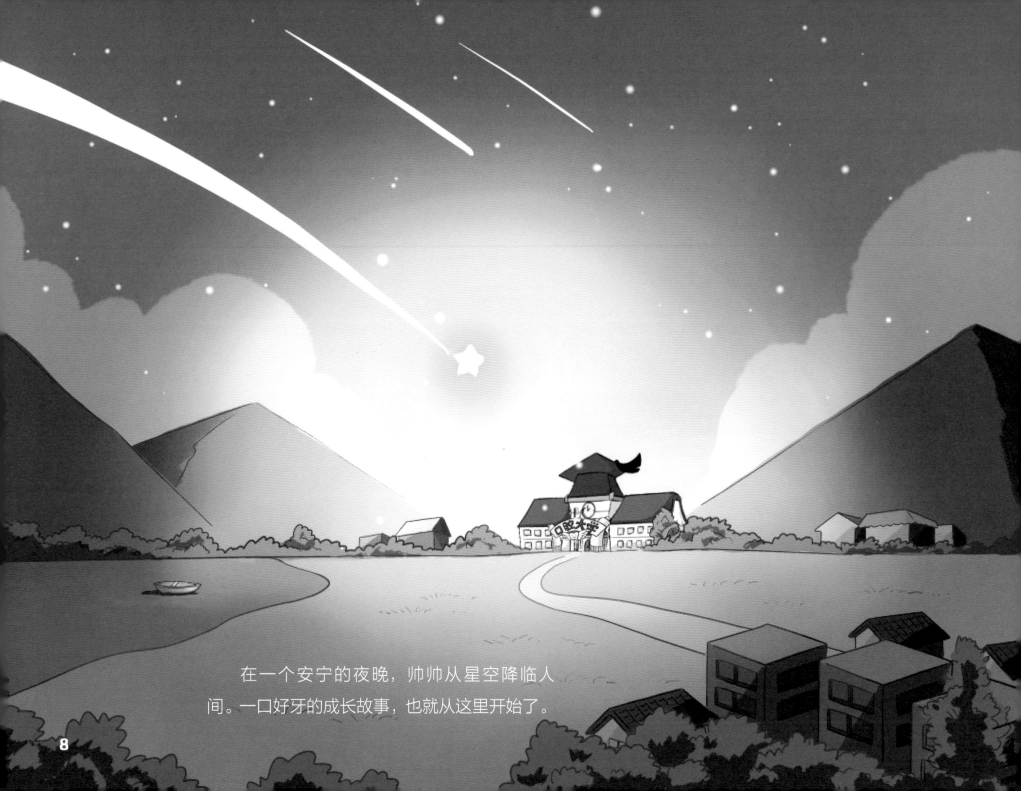

在一个安宁的夜晚，帅帅从星空降临人间。一口好牙的成长故事，也就从这里开始了。

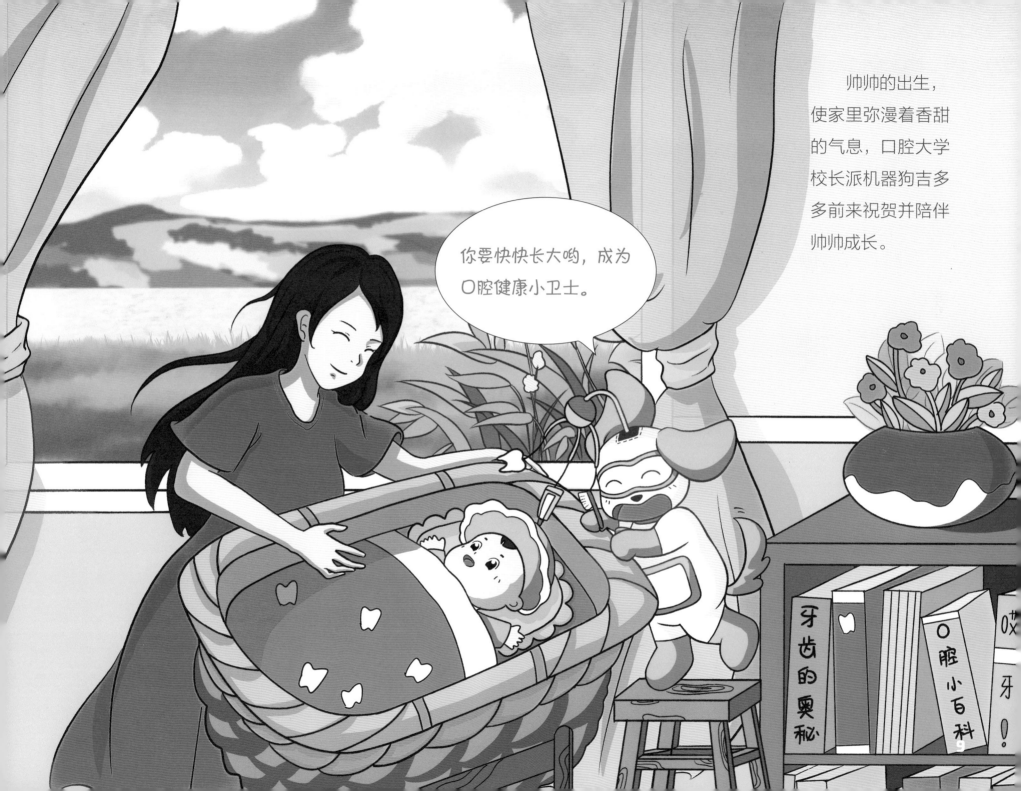

帅帅的出生，使家里弥漫着香甜的气息，口腔大学校长派机器狗吉多多前来祝贺并陪伴帅帅成长。

你要快快长大哟，成为口腔健康小卫士。

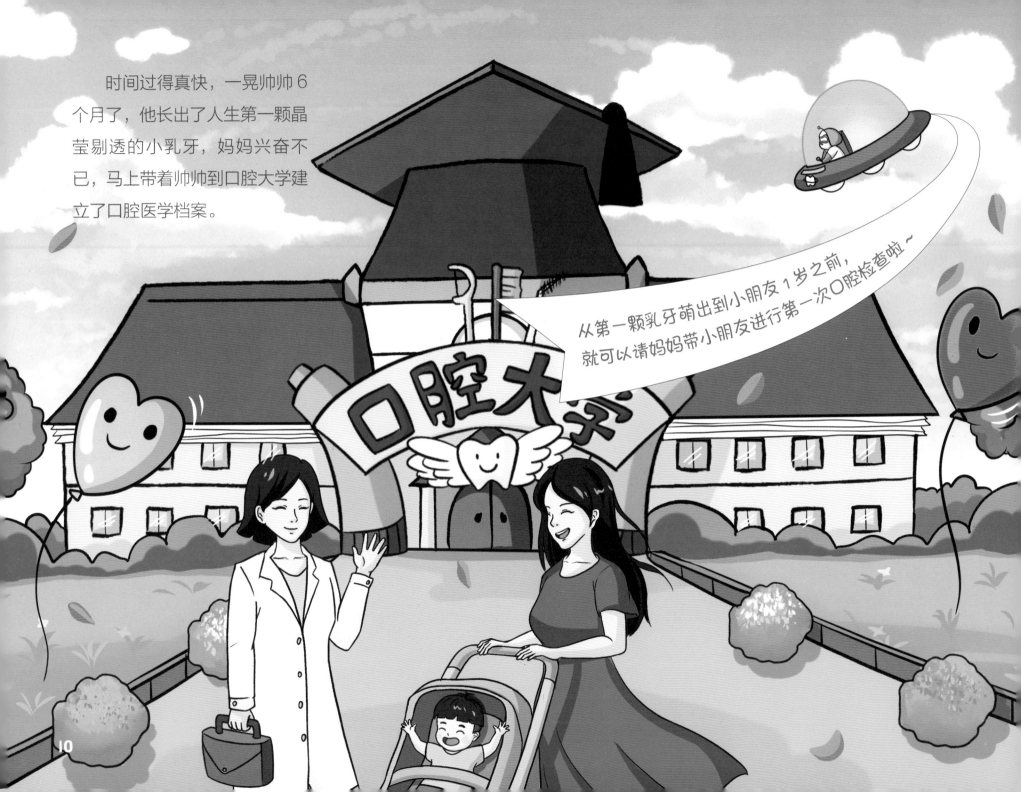

时间过得真快，一晃帅帅6个月了，他长出了人生第一颗晶莹剔透的小乳牙，妈妈兴奋不已，马上带着帅帅到口腔大学建立了口腔医学档案。

从第一颗乳牙萌出到小朋友1岁之前，就可以请妈妈带小朋友进行第一次口腔检查啦～

口腔大学

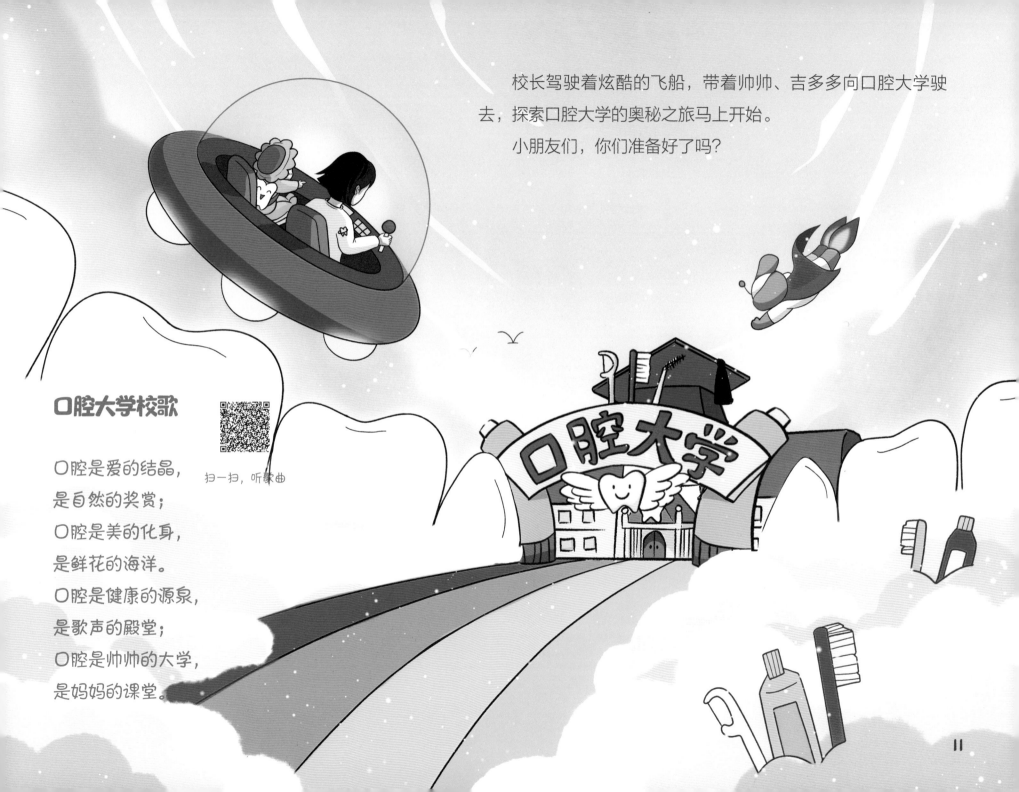

校长驾驶着炫酷的飞船，带着帅帅、吉多多向口腔大学驶去，探索口腔大学的奥秘之旅马上开始。

小朋友们，你们准备好了吗？

口腔大学校歌

扫一扫，听歌曲

口腔是爱的结晶，
是自然的奖赏；
口腔是美的化身，
是鲜花的海洋。
口腔是健康的源泉，
是歌声的殿堂；
口腔是帅帅的大学，
是妈妈的课堂。

科普一：孕期妈妈如何做，宝宝牙齿才 更健康

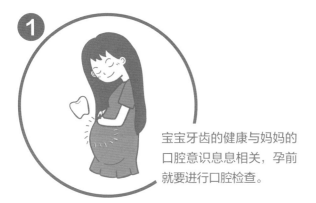

①宝宝牙齿的健康与妈妈的口腔意识息息相关，孕前就要进行口腔检查。

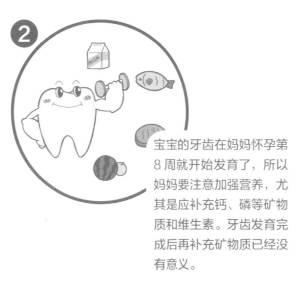

②宝宝的牙齿在妈妈怀孕第8周就开始发育了，所以妈妈要注意加强营养，尤其是应补充钙、磷等矿物质和维生素。牙齿发育完成后再补充矿物质已经没有意义。

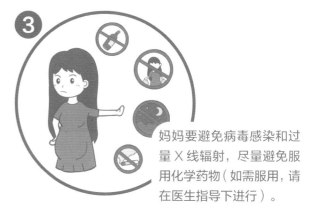

③妈妈要避免病毒感染和过量X线辐射，尽量避免服用化学药物（如需服用，请在医生指导下进行）。

科普二：6个月到1岁：给宝宝做第一次口腔检查

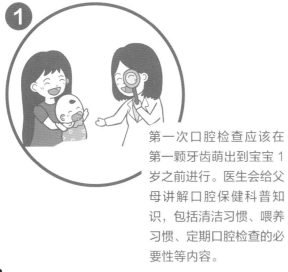

①第一次口腔检查应该在第一颗牙齿萌出到宝宝1岁之前进行。医生会给父母讲解口腔保健科普知识，包括清洁习惯、喂养习惯、定期口腔检查的必要性等内容。

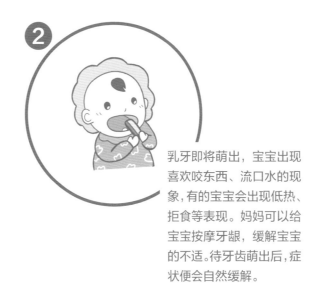

②乳牙即将萌出，宝宝出现喜欢咬东西、流口水的现象，有的宝宝会出现低热、拒食等表现。妈妈可以给宝宝按摩牙龈，缓解宝宝的不适。待牙齿萌出后，症状便会自然缓解。

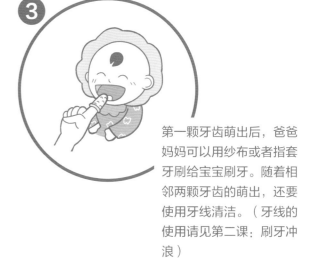

③第一颗牙齿萌出后，爸爸妈妈可以用纱布或者指套牙刷给宝宝刷牙。随着相邻两颗牙齿的萌出，还要使用牙线清洁。（牙线的使用请见第二课：刷牙冲浪）

幼儿期

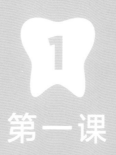

第一课

参观牙齿结构及功能博物馆

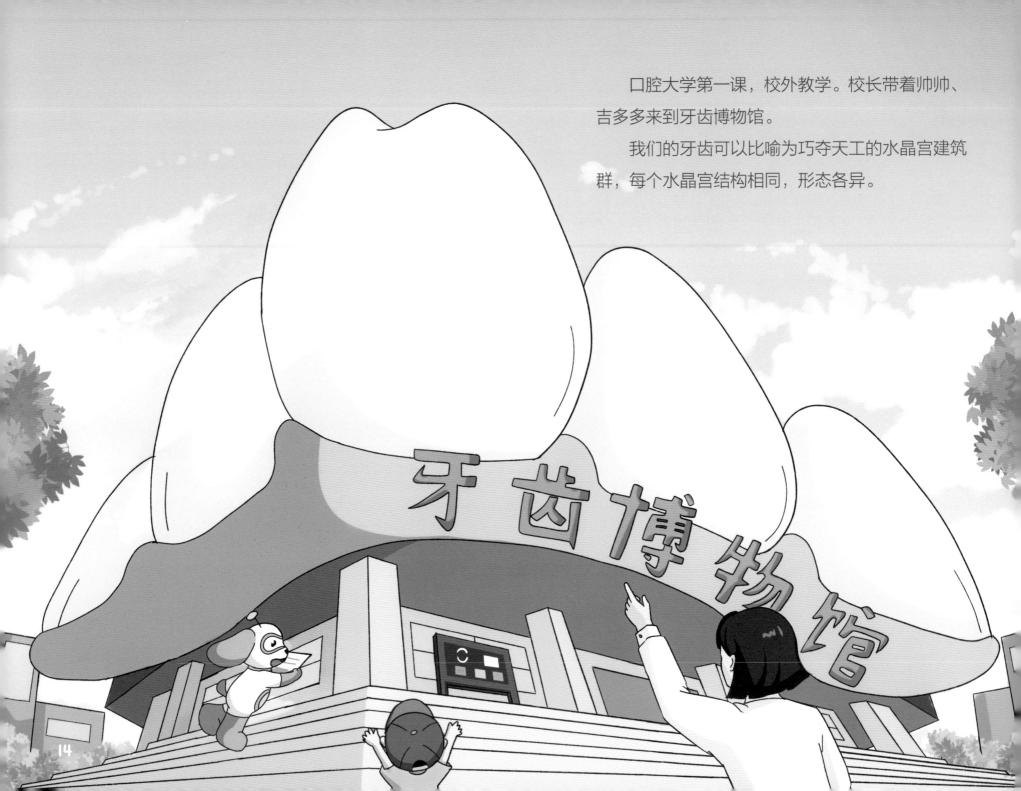

口腔大学第一课，校外教学。校长带着帅帅、吉多多来到牙齿博物馆。

我们的牙齿可以比喻为巧夺天工的水晶宫建筑群，每个水晶宫结构相同，形态各异。

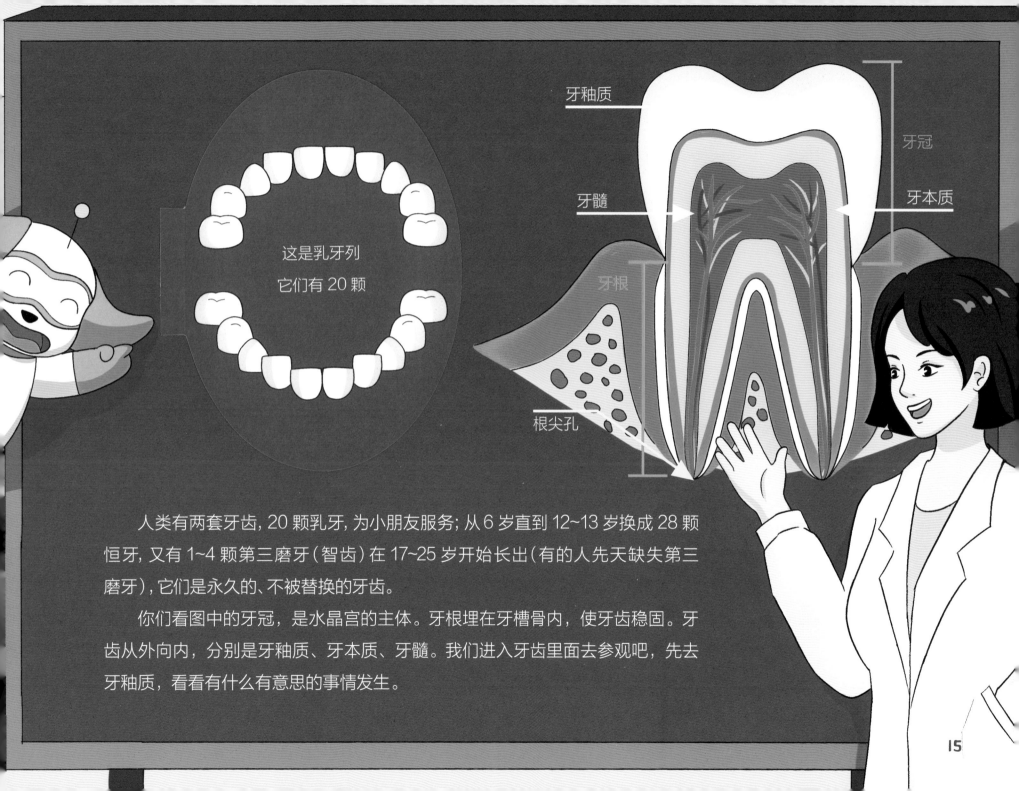

这是乳牙列
它们有 20 颗

牙釉质

牙冠

牙髓

牙本质

牙根

根尖孔

人类有两套牙齿, 20 颗乳牙, 为小朋友服务; 从 6 岁直到 12~13 岁换成 28 颗恒牙, 又有 1~4 颗第三磨牙 (智齿) 在 17~25 岁开始长出 (有的人先天缺失第三磨牙), 它们是永久的、不被替换的牙齿。

你们看图中的牙冠, 是水晶宫的主体。牙根埋在牙槽骨内, 使牙齿稳固。牙齿从外向内, 分别是牙釉质、牙本质、牙髓。我们进入牙齿里面去参观吧, 先去牙釉质, 看看有什么有意思的事情发生。

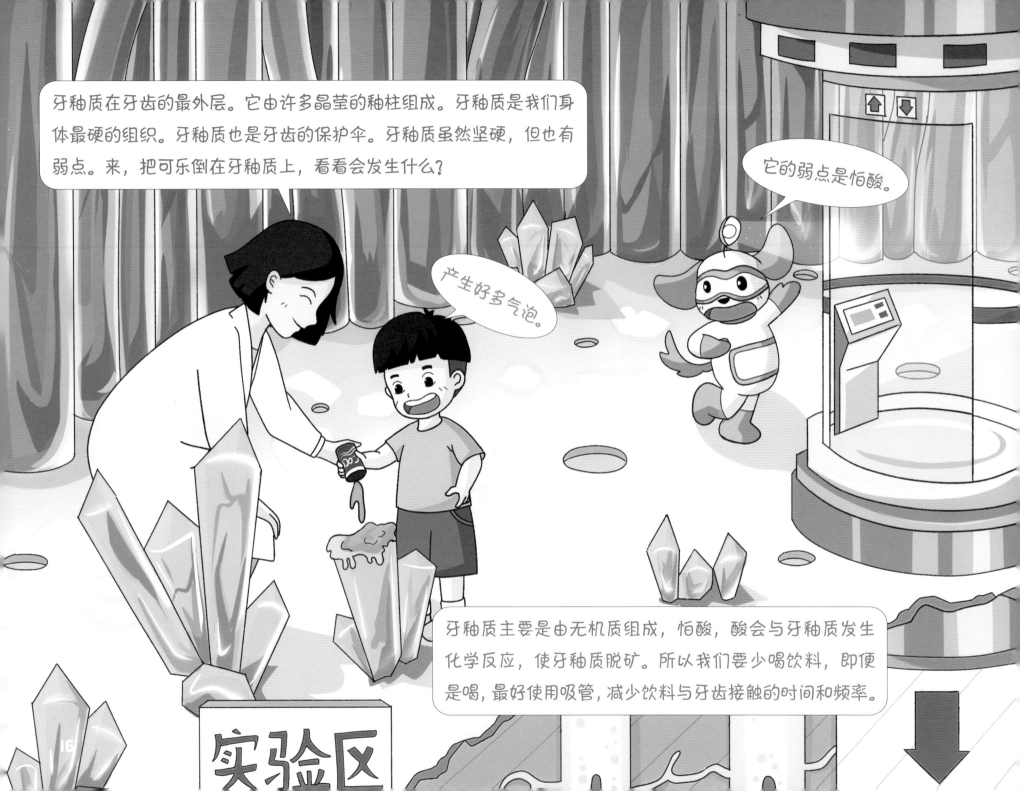

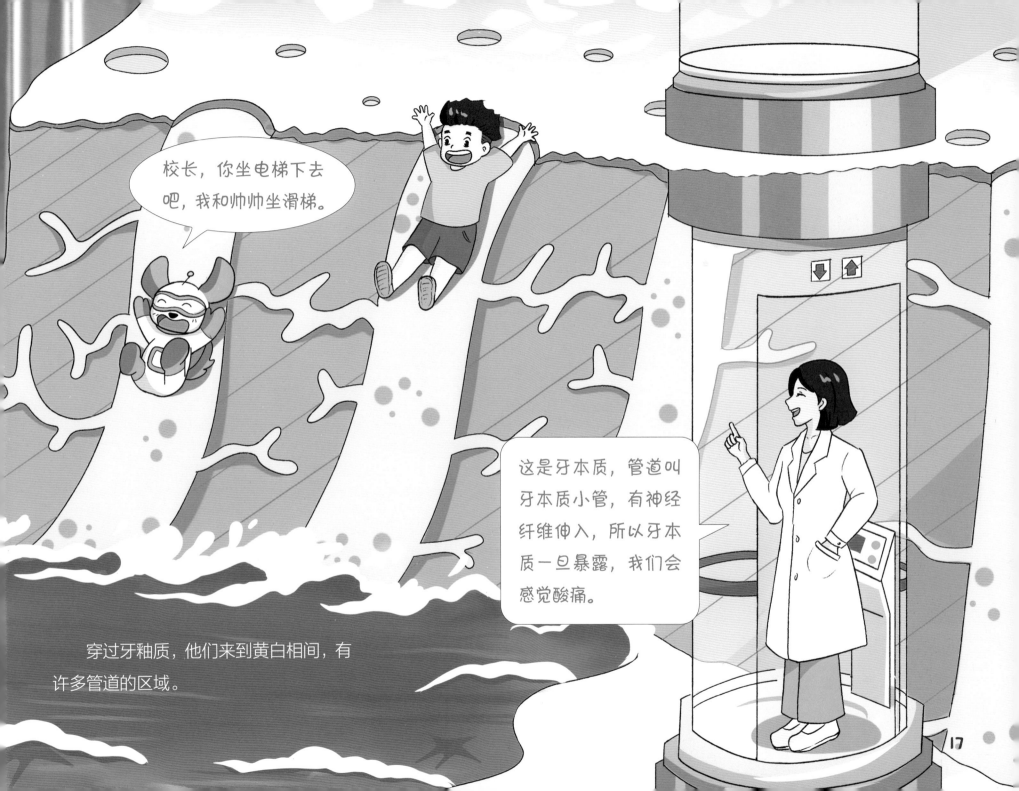

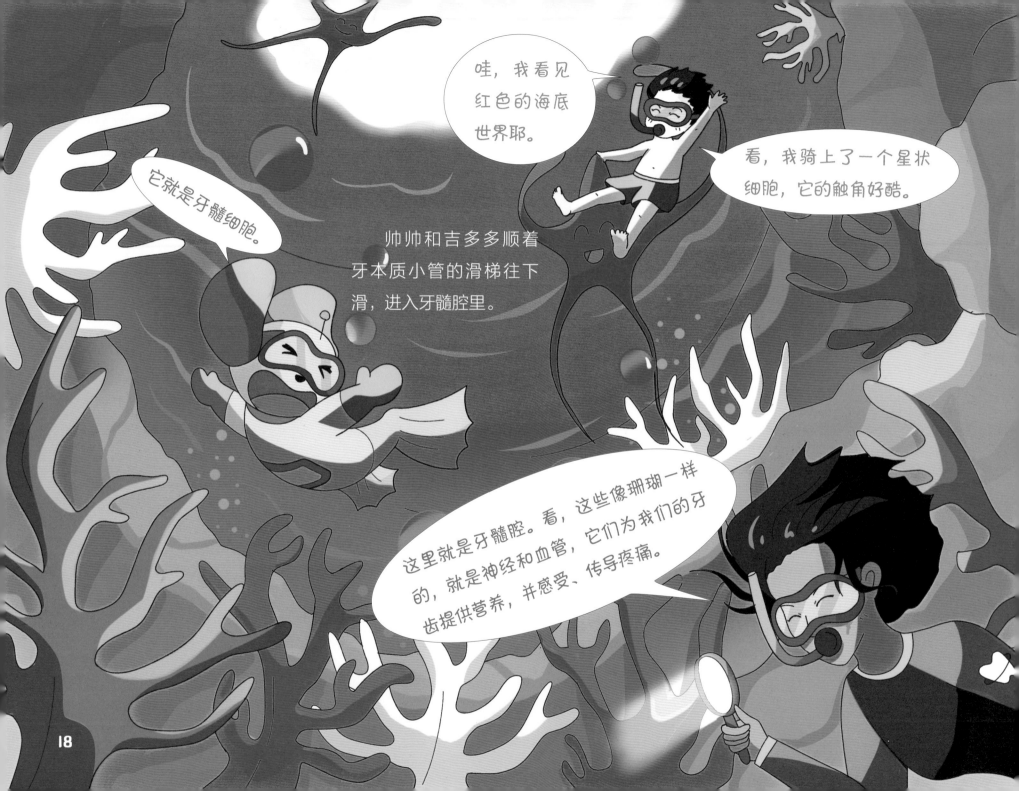

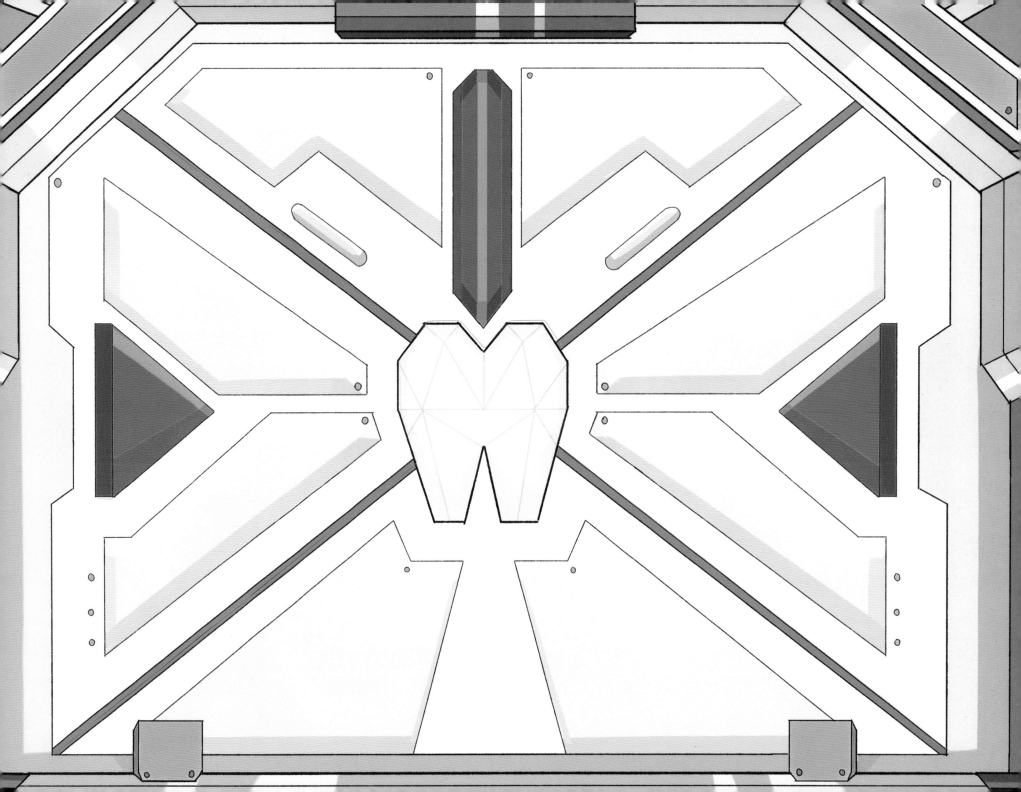

科普一
1~3 岁幼儿期，乳牙陆续萌出，妈妈如何做

1

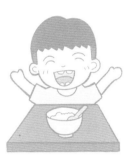

第一颗牙齿的萌出标志着咀嚼的开始，幼儿慢慢可以断奶了，逐渐添加辅食。通过咀嚼，一方面幼儿可以享受咀嚼食物的快乐，另一方面咀嚼可以刺激幼儿颌面部的正常发育，引导日后恒牙顺利萌出。如果超过1岁第一颗乳牙未萌出或超过3岁乳牙尚未全部萌出，就需要查找原因。

2

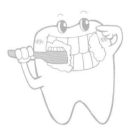

这个时期父母要培养幼儿良好的口腔卫生习惯和饮食习惯。帮助孩子早晚刷牙，餐后使用牙线，注意预防龋齿。一口健康漂亮的乳牙，不仅可以辅助发音，而且有利于孩子的身心健康。

1

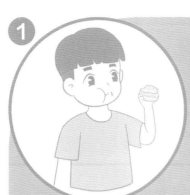

牙齿的主要功能是咀嚼，并能够通过咀嚼来吸收营养。幼儿通过咀嚼，刺激颌骨的发育，为恒牙萌出打下基础。如果长期吃软食，颌骨发育就会不足，造成乳牙不能正常替换，恒牙萌出没有足够空间，出现拥挤的情况。咀嚼还可以提高认知和记忆力。

2

牙齿辅助发音，尤其是前牙,在小朋友的语言学习阶段更加重要。

科普二
牙齿的功能知多少

牙齿是个人形象的一部分，负责美观。洁白、整齐、健康的牙齿将会是充满个人魅力的名片。

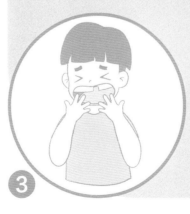

3

牙齿还是身体健康的晴雨表。压力增大，会出现紧咬牙和夜磨牙。

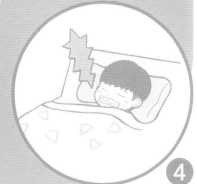

4

幼儿期

2

第二课

刷牙冲浪

校长：帅帅的乳牙全部萌出，为庆祝这一重要时刻，我们今天开启口腔大学第二课，刷牙冲浪。

帅帅：刷牙冲浪，感觉好有趣呀！

吉多多：你张大嘴巴，我们准备背着牙刷、牙膏和冲浪板来喽。

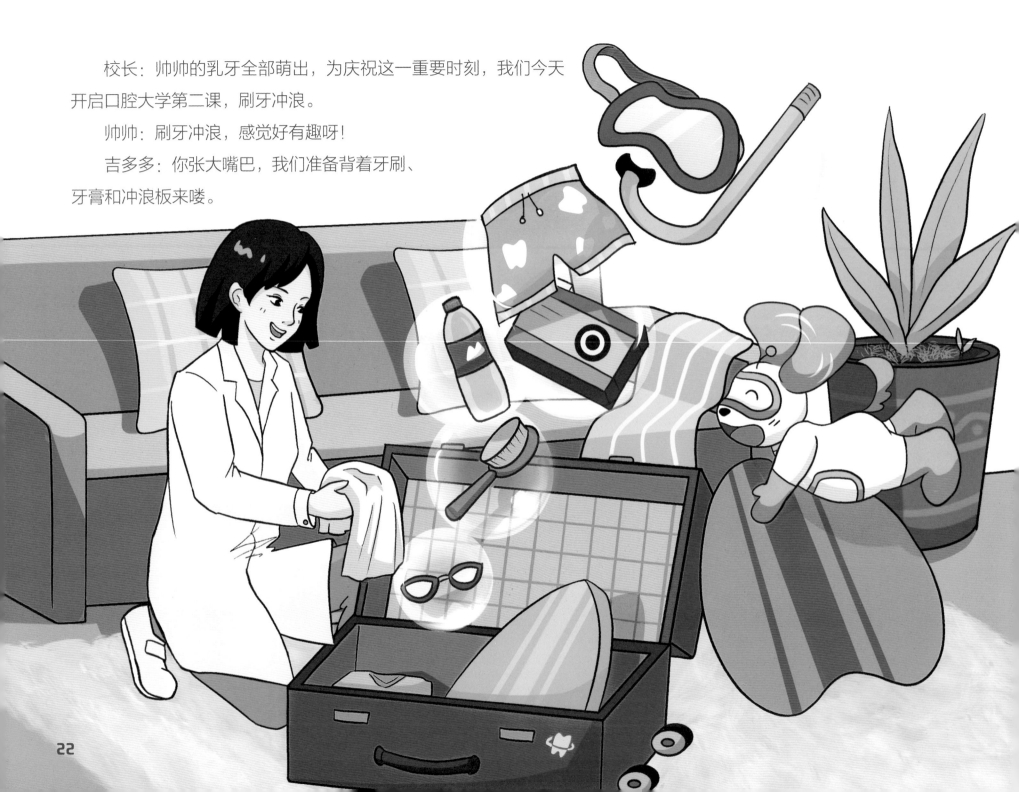

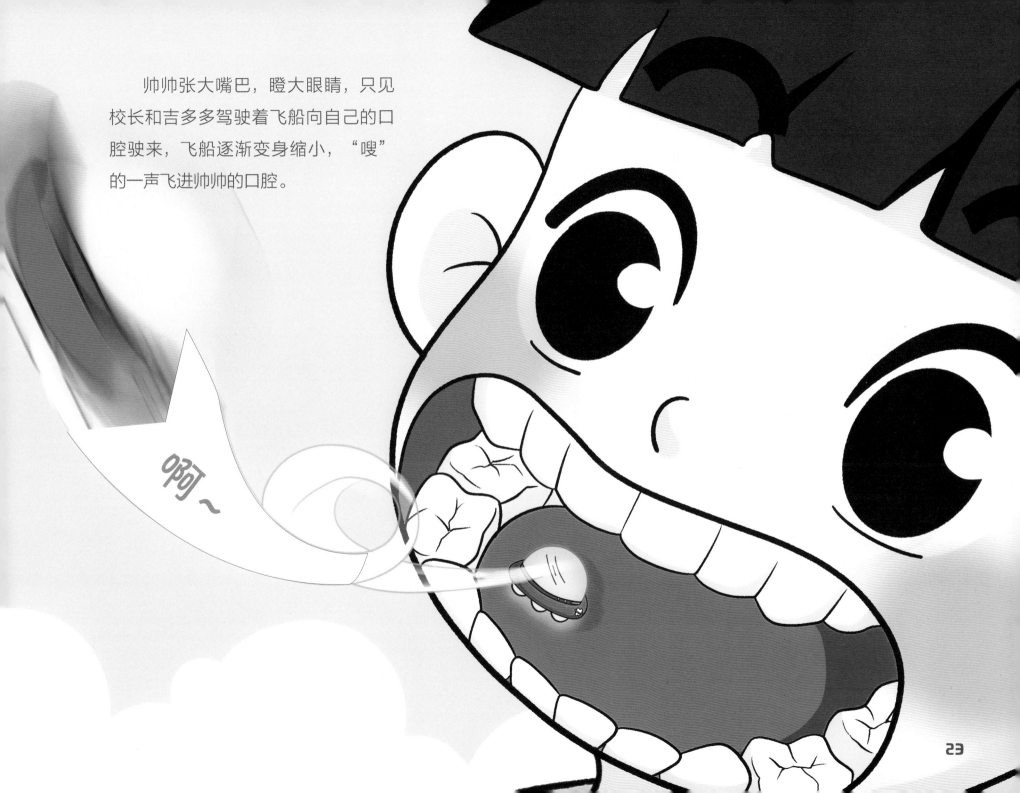

帅帅张大嘴巴，瞪大眼睛，只见校长和吉多多驾驶着飞船向自己的口腔驶来，飞船逐渐变身缩小，"嗖"的一声飞进帅帅的口腔。

啊~

帅帅通过显示屏看到吉多多把牙膏挤到牙刷上开始清洁，校长则舞动着牙线。现在我们一起来唱刷牙歌。

一颗牙齿几个面呀？五个！
刷牙能刷几个面呀？三个！
牙齿邻面怎么办呀？用牙线
刷牙冲浪！
上上下下，里里外外，前前后后，
刷刷刷，刷刷刷！
良好习惯早晚刷，
洁白健康你我他！

扫一扫，听歌曲

记得每天刷牙冲浪2次，每次3分钟。

帅帅：刷牙冲浪好舒服呀，现在感觉牙齿滑滑的，嘴里香香的。

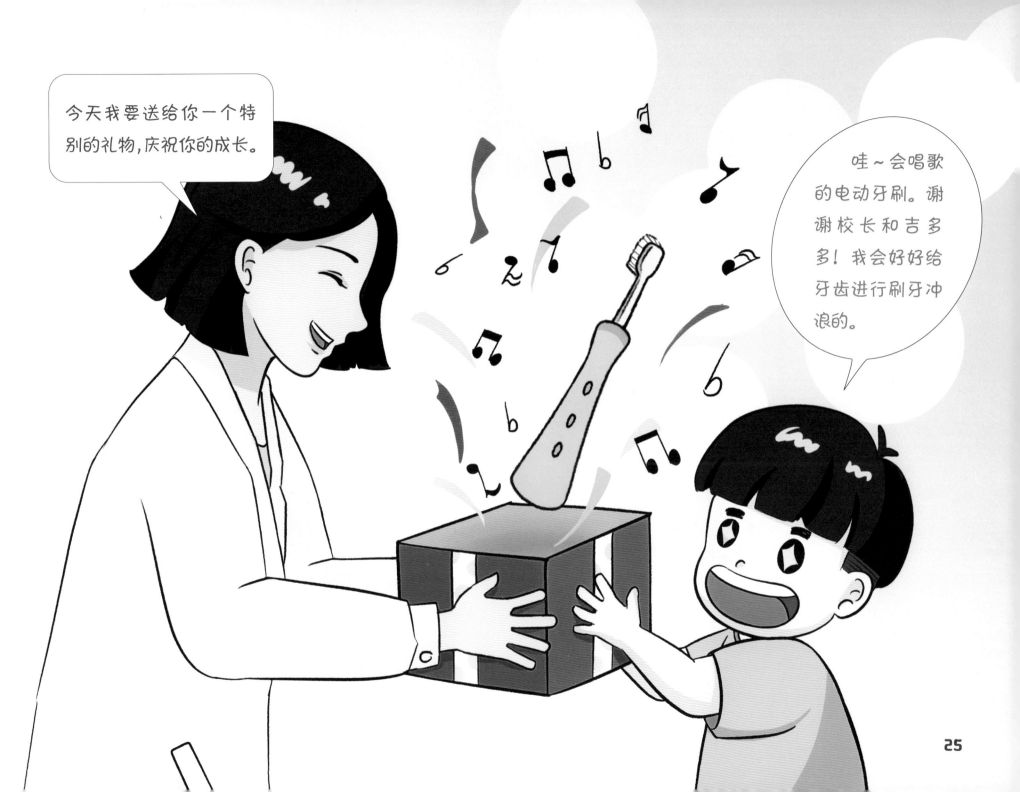

你知道小朋友也有**专属刷牙法**吗？我们可以用牙刷在牙齿上**画圆圈**的方式刷，刷在**牙齿跟牙龈交界的地方**，现在我们跟着步骤一起来刷吧！

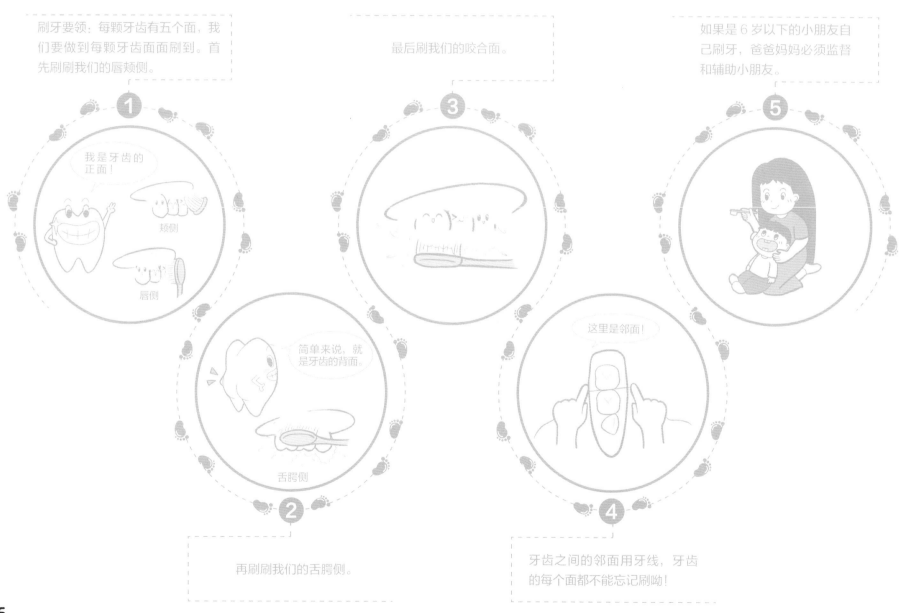

学龄前期

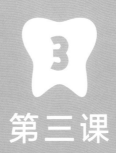

3

第三课

牙齿预防保健月

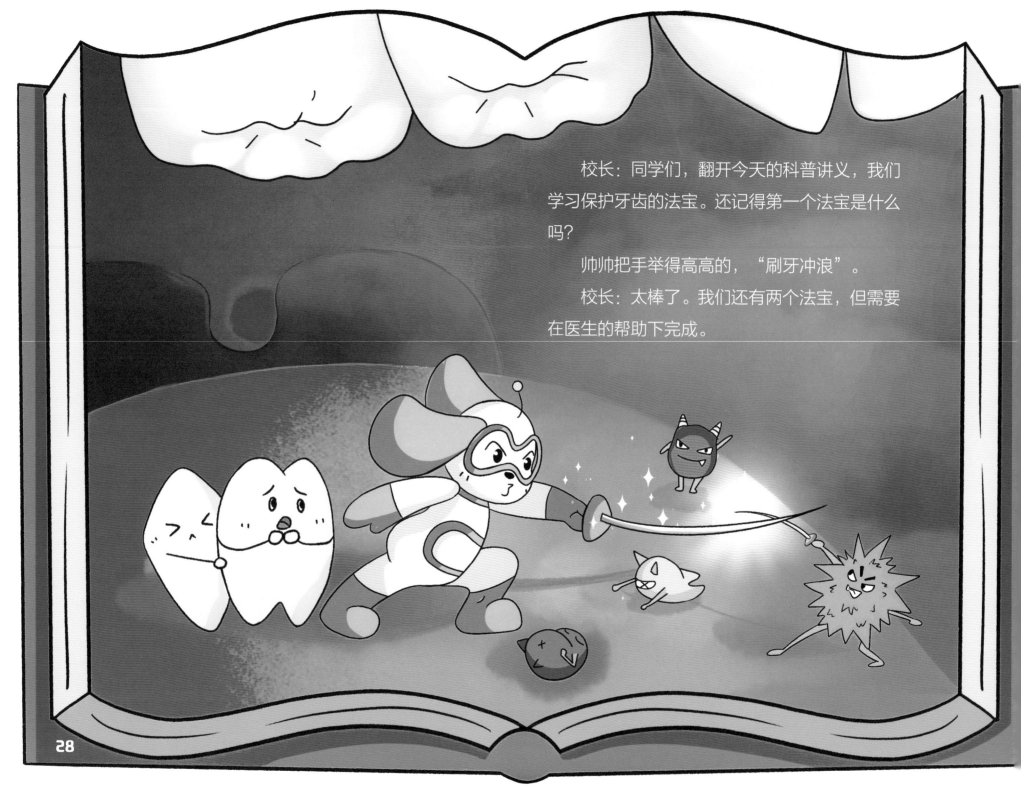

校长：同学们，翻开今天的科普讲义，我们学习保护牙齿的法宝。还记得第一个法宝是什么吗？

帅帅把手举得高高的，"刷牙冲浪"。

校长：太棒了。我们还有两个法宝，但需要在医生的帮助下完成。

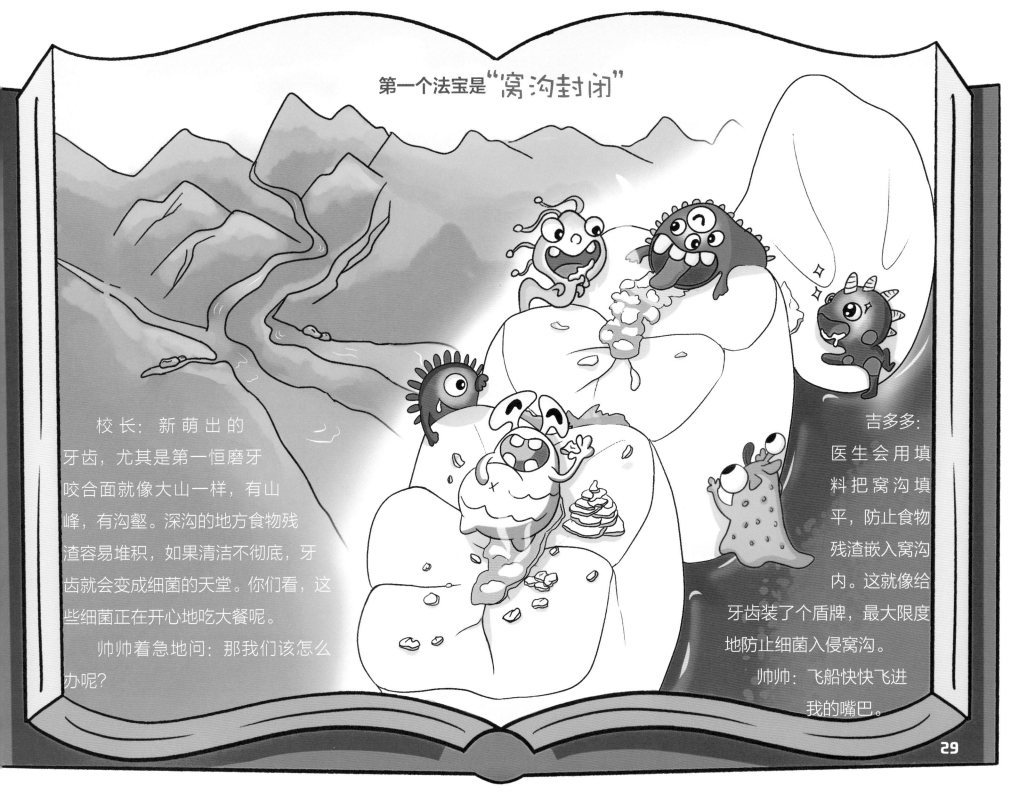

第一个法宝是"窝沟封闭"

校长：新萌出的牙齿，尤其是第一恒磨牙咬合面就像大山一样，有山峰，有沟壑。深沟的地方食物残渣容易堆积，如果清洁不彻底，牙齿就会变成细菌的天堂。你们看，这些细菌正在开心地吃大餐呢。

帅帅着急地问：那我们该怎么办呢？

吉多多：医生会用填料把窝沟填平，防止食物残渣嵌入窝沟内。这就像给牙齿装了个盾牌，最大限度地防止细菌入侵窝沟。

帅帅：飞船快快飞进我的嘴巴。

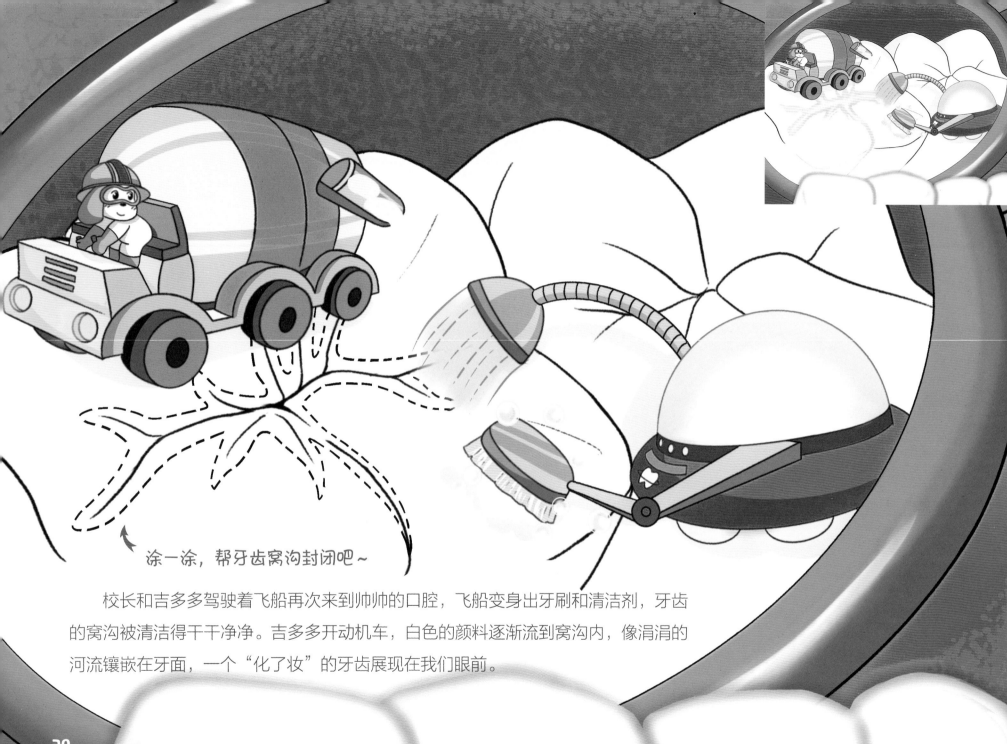

涂一涂，帮牙齿窝沟封闭吧～

校长和吉多多驾驶着飞船再次来到帅帅的口腔，飞船变身出牙刷和清洁剂，牙齿的窝沟被清洁得干干净净。吉多多开动机车，白色的颜料逐渐流到窝沟内，像涓涓的河流镶嵌在牙面，一个"化了妆"的牙齿展现在我们眼前。

第二个法宝是"涂氟"

　　顾名思义，就是给牙齿涂上含氟的物质，使牙齿坚固，抑制细菌生长，从而达到预防龋齿的目的。氟化物预防龋齿是20世纪口腔医学对人类最大的贡献。

　　你们看，氟仙子正在给牙齿输入氟离子，涂氟后的牙齿就像穿了一个防护衣，闪闪发光。

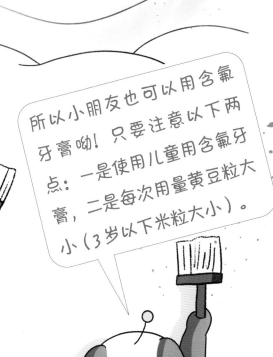

所以小朋友也可以用含氟牙膏呦！只要注意以下两点：一是使用儿童用含氟牙膏，二是每次用量黄豆粒大小（3岁以下米粒大小）。

吉多多：今天是 9 月 20 号，学校正在举办爱牙日的主题活动——涂氟。我们去看看。

帅帅：快走，给我的牙齿穿防护衣。防护衣和盾牌，两个护牙法宝我都需要。

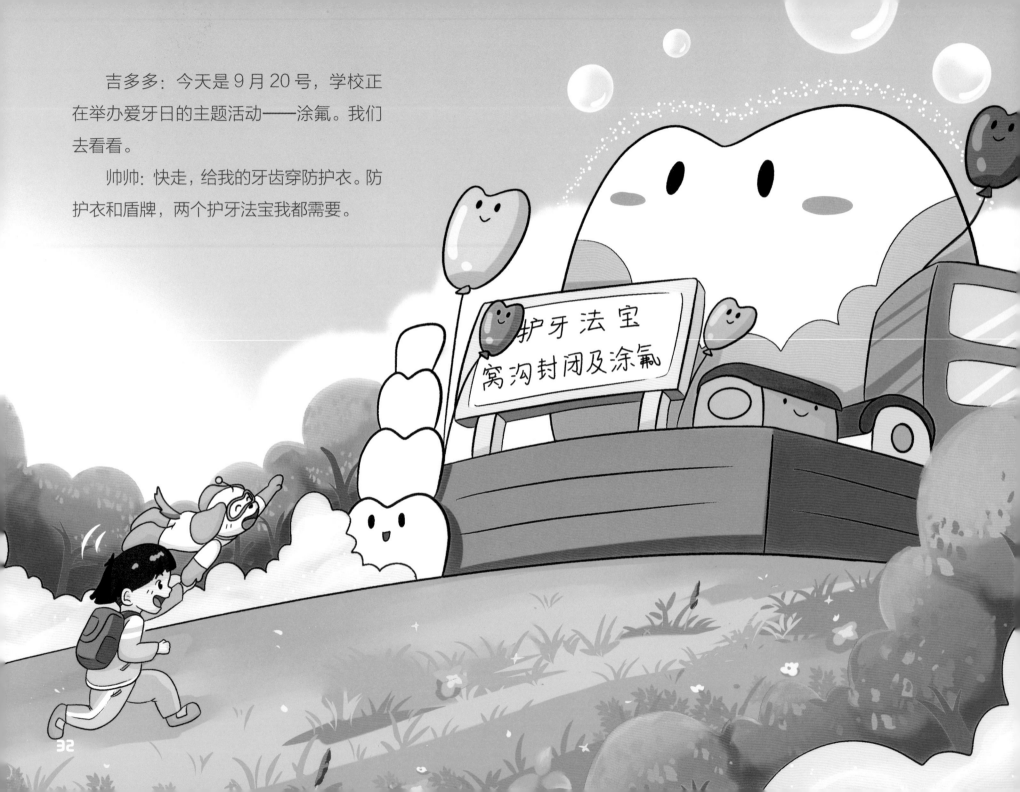

护牙法宝
窝沟封闭及涂氟

一、竟然还有不会被替换的牙

1

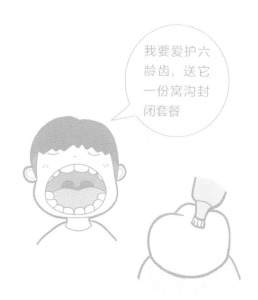

六龄齿驾到~

第一恒磨牙，俗称六龄齿，在儿童 6~7 岁时萌出，是最早萌出的磨牙，不少家长又会误认为是"乳牙"，可以替换掉，忽略对它的保护，以致很容易因为严重龋坏而造成六龄齿早失。

2

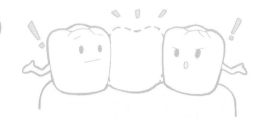

它的早失不仅会大大降低儿童的咀嚼功能，严重时会造成儿童营养不良，还会影响颌骨的发育、引起邻牙的倾斜以及对颌牙的伸长，造成咬合关系紊乱，对儿童身心健康造成不利的影响。

我要爱护六龄齿，送它一份窝沟封闭套餐

3

所以 **爱**你的 六龄齿吧，及时封闭它的 **窝沟**，对预防六龄齿龋齿非常 **重要**。

二、窝沟封闭时间

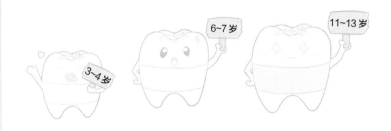

3~4岁　6~7岁　11~13岁

① 在 3~4 岁时对乳磨牙进行窝沟封闭。
② 在 6~7 岁时对六龄齿进行窝沟封闭。
③ 在 11~13 岁时对第二恒磨牙进行窝沟封闭。

三、如何涂氟

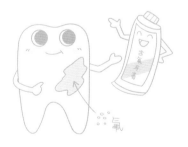

氟

① 3 岁以上每年涂氟 2 次，可以持续到 13 岁恒牙全部萌出，龋齿高发儿童可以增加涂氟次数。
② 3 岁以下使用含氟牙膏用量为米粒大小，3~6 岁使用含氟牙膏用量为黄豆大小。

学龄期

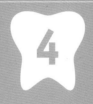

4

第四课

龋病探险队

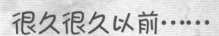

很久很久以前······

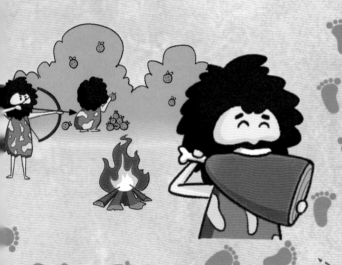

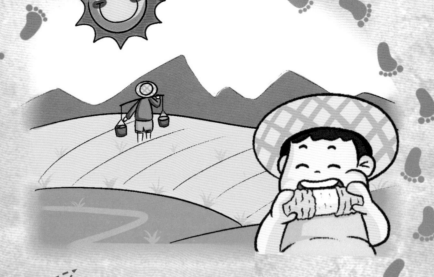

随着人类文明进展到工业革命时期，城市大规模兴起，食物逐渐进入精细化时代，龋齿呈现大规模爆发趋势。

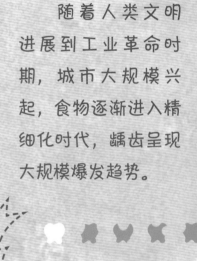

随着农耕经济的发展，人们的食物转化成富含碳水化合物的食物。龋齿也逐渐成为人类比较普遍的一种牙病。

龋齿就在我们祖先牙齿化石上被发现了，当时人们主要以果实、种子和肉类为生，龋齿发生率很低。

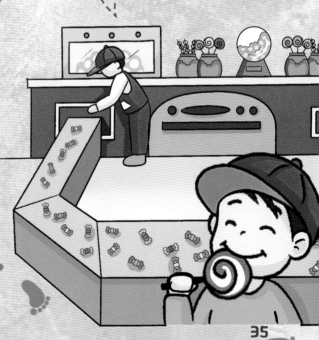

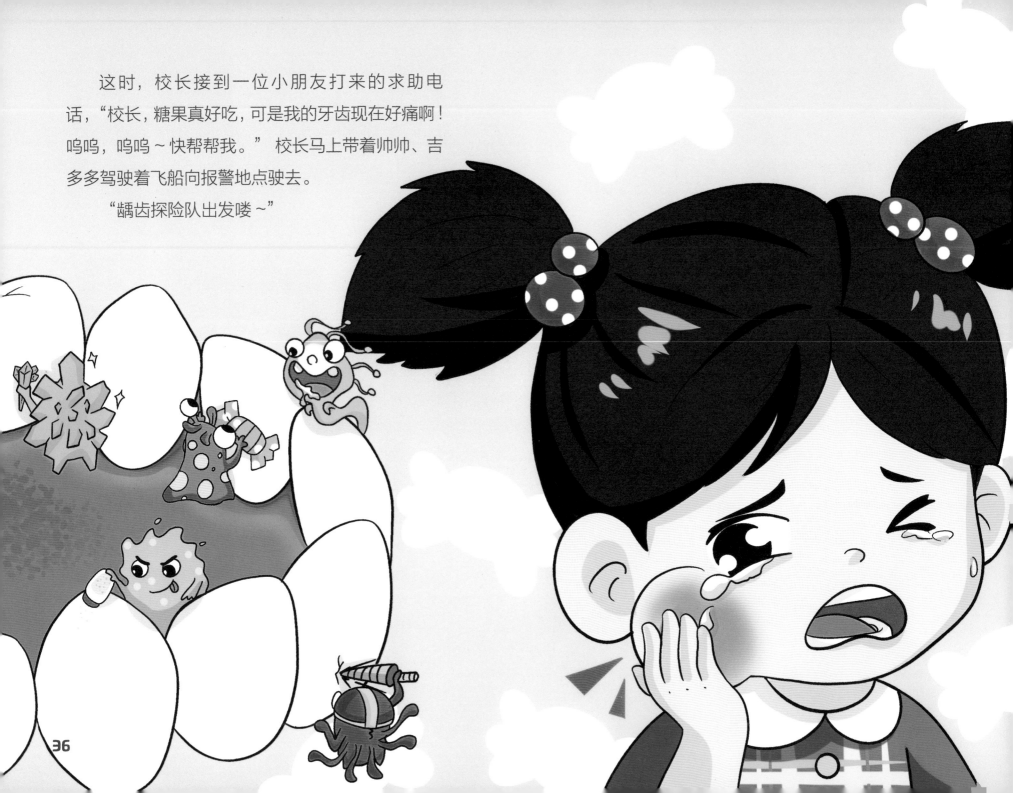

这时，校长接到一位小朋友打来的求助电话，"校长，糖果真好吃，可是我的牙齿现在好痛啊！呜呜，呜呜～快帮帮我。" 校长马上带着帅帅、吉多多驾驶着飞船向报警地点驶去。

"龋齿探险队出发喽～"

飞船飞近小朋友的身边，只见薯条、糖果和饮料堆积如山，牙齿表面更是有许多食物残渣，一股酸酸的气味扑面而来。

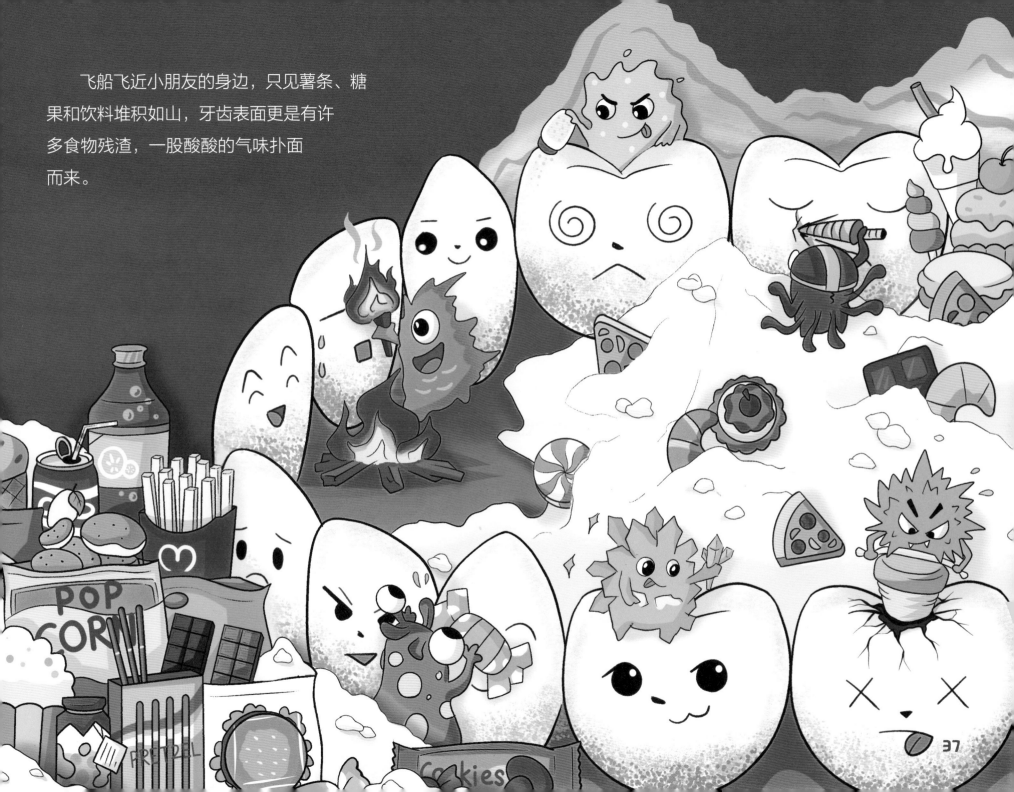

37

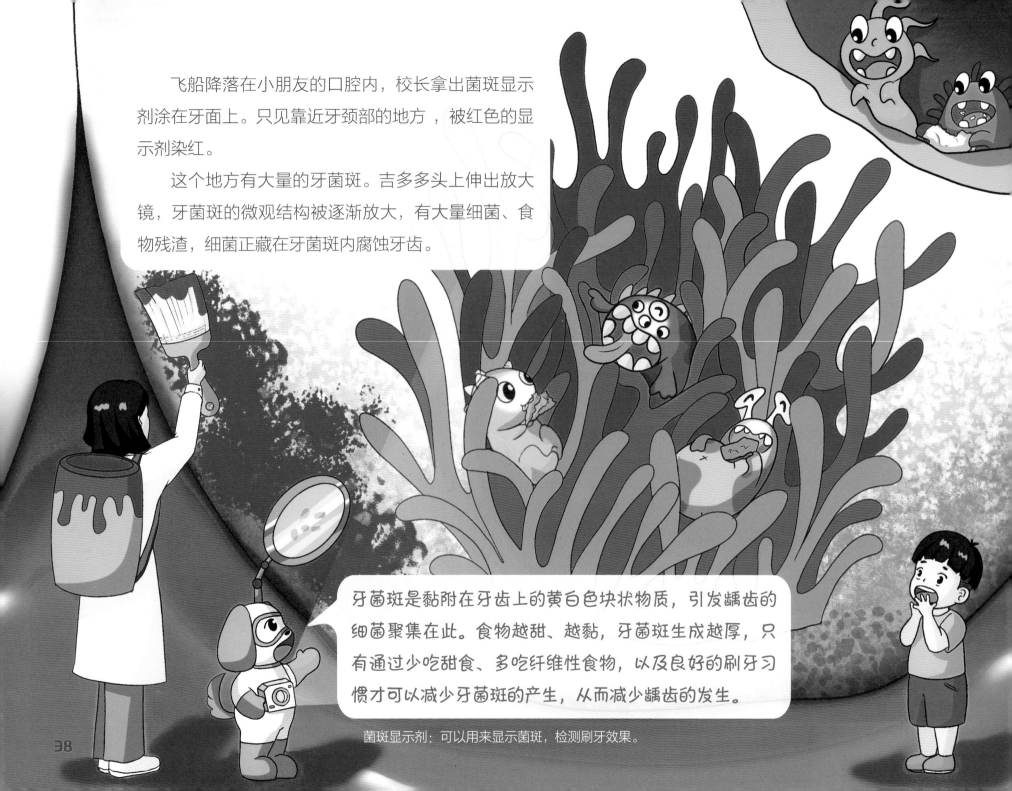

飞船降落在小朋友的口腔内，校长拿出菌斑显示剂涂在牙面上。只见靠近牙颈部的地方，被红色的显示剂染红。

这个地方有大量的牙菌斑。吉多多头上伸出放大镜，牙菌斑的微观结构被逐渐放大，有大量细菌、食物残渣，细菌正藏在牙菌斑内腐蚀牙齿。

牙菌斑是黏附在牙齿上的黄白色块状物质，引发龋齿的细菌聚集在此。食物越甜、越黏，牙菌斑生成越厚，只有通过少吃甜食、多吃纤维性食物，以及良好的刷牙习惯才可以减少牙菌斑的产生，从而减少龋齿的发生。

菌斑显示剂：可以用来显示菌斑，检测刷牙效果。

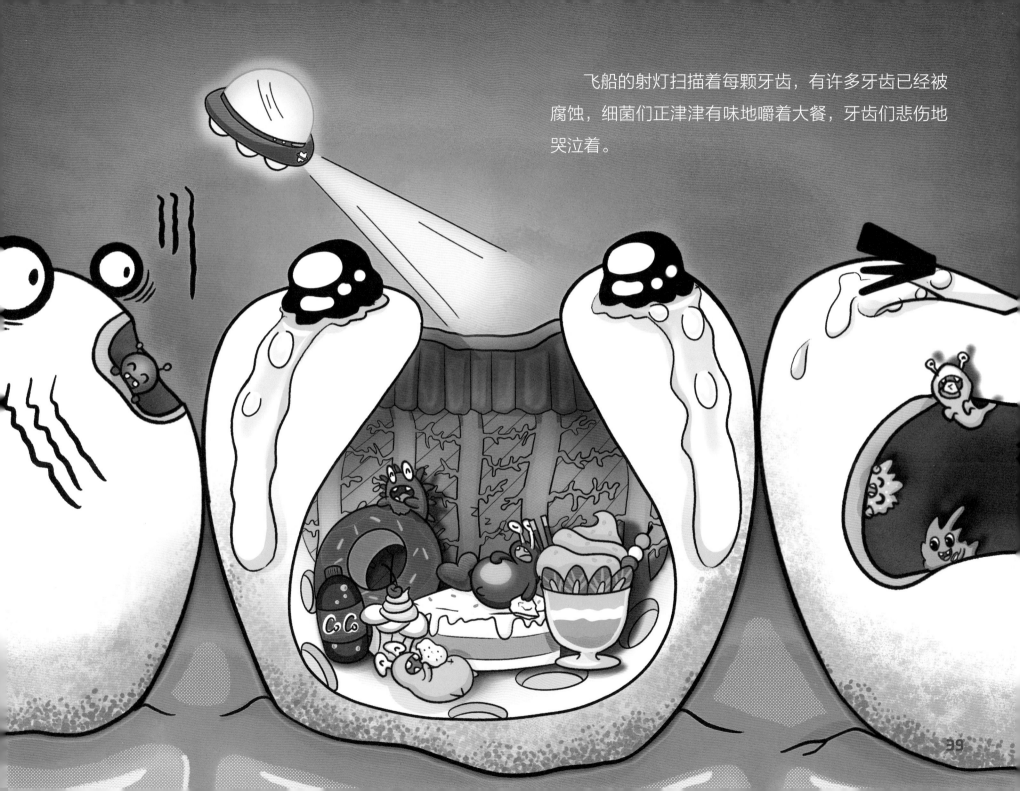

飞船的射灯扫描着每颗牙齿，有许多牙齿已经被腐蚀，细菌们正津津有味地嚼着大餐，牙齿们悲伤地哭泣着。

39

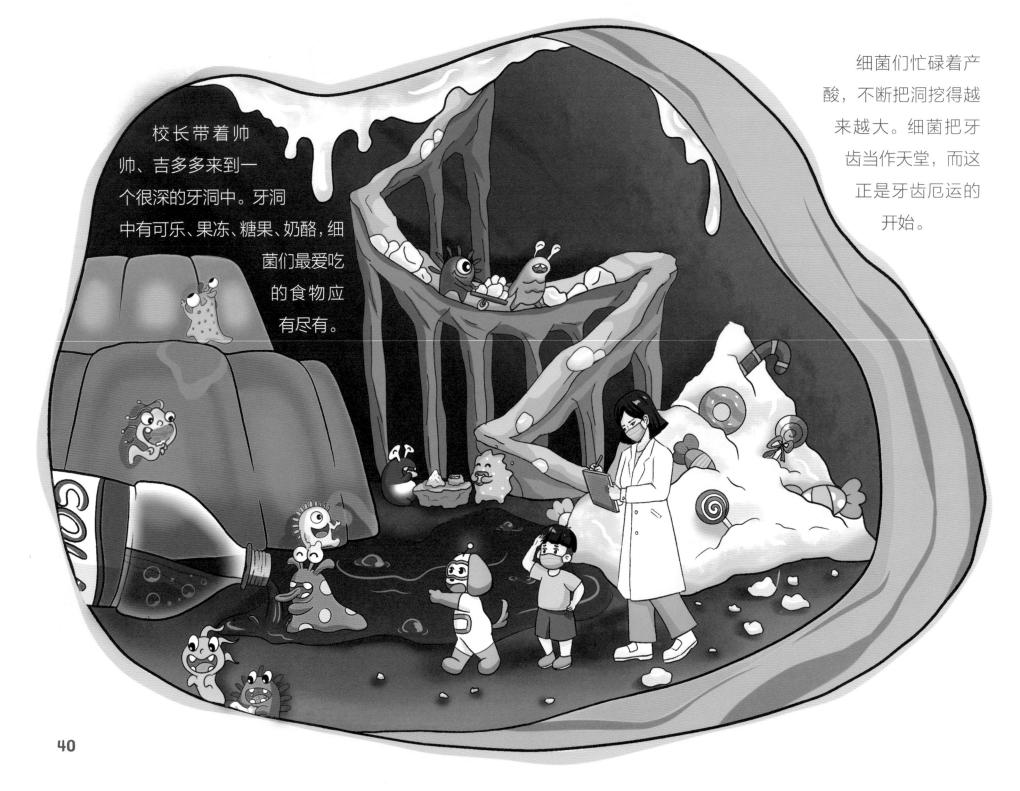

校长带着帅帅、吉多多来到一个很深的牙洞中。牙洞中有可乐、果冻、糖果、奶酪，细菌们最爱吃的食物应有尽有。

细菌们忙碌着产酸，不断把洞挖得越来越大。细菌把牙齿当作天堂，而这正是牙齿厄运的开始。

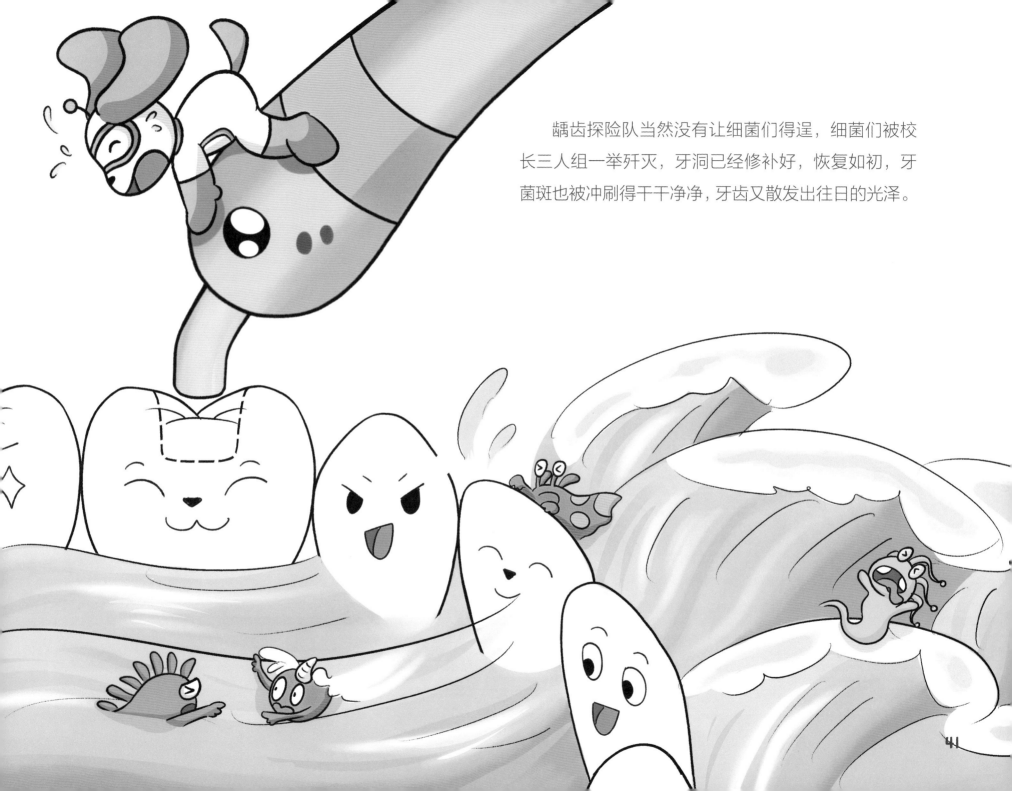

龋齿探险队当然没有让细菌们得逞，细菌们被校长三人组一举歼灭，牙洞已经修补好，恢复如初，牙菌斑也被冲刷得干干净净，牙齿又散发出往日的光泽。

41

小朋友们，你知道怎么做才能有 **棒棒的牙齿** 吗? 快帮牙齿连连看吧!

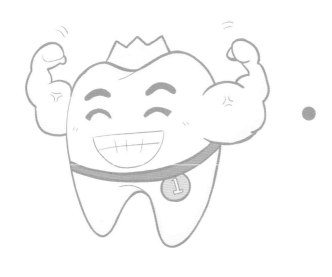

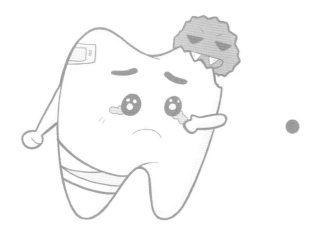

- 每餐饭后刷牙，用牙线

- 想到就吃糖果、巧克力、蛋糕

- 喝完饮料用清水漱漱口

- 定期找医生检查牙齿

- 不刷牙直接去睡觉

- 吃粗纤维食物比如玉米，多喝牛奶或吃奶酪

学龄期

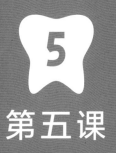

5

第五课

探索牙髓炎、根尖周炎

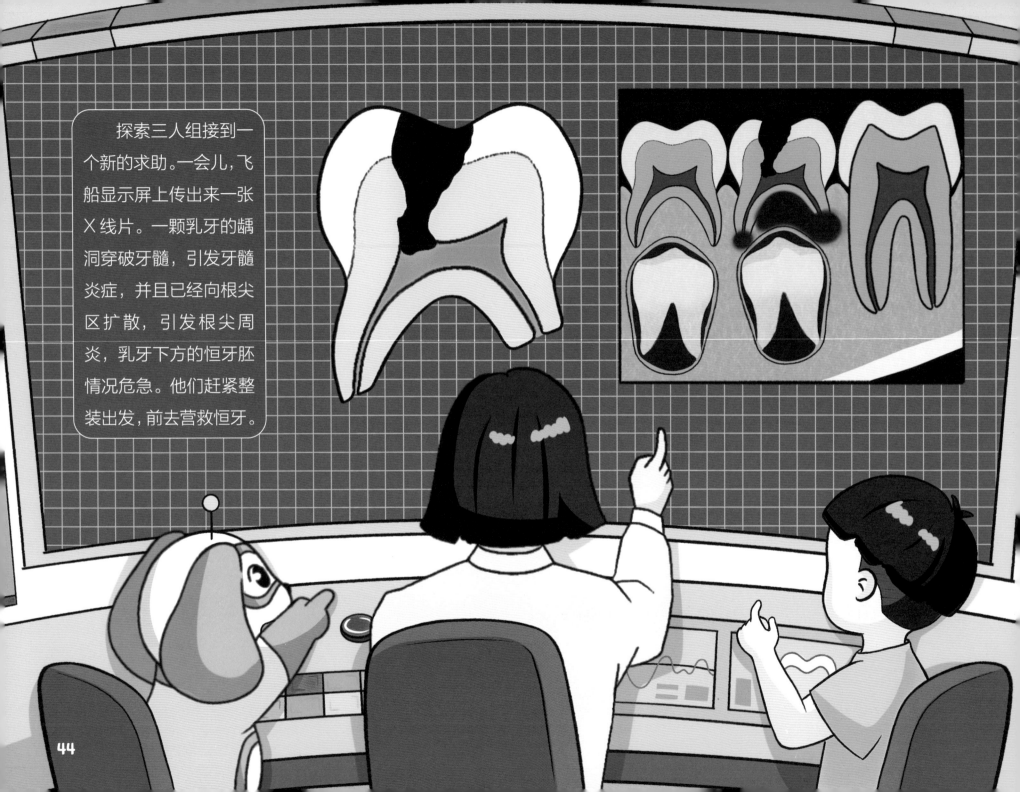

探索三人组接到一个新的求助。一会儿，飞船显示屏上传出来一张X线片。一颗乳牙的龋洞穿破牙髓，引发牙髓炎症，并且已经向根尖区扩散，引发根尖周炎，乳牙下方的恒牙胚情况危急。他们赶紧整装出发，前去营救恒牙。

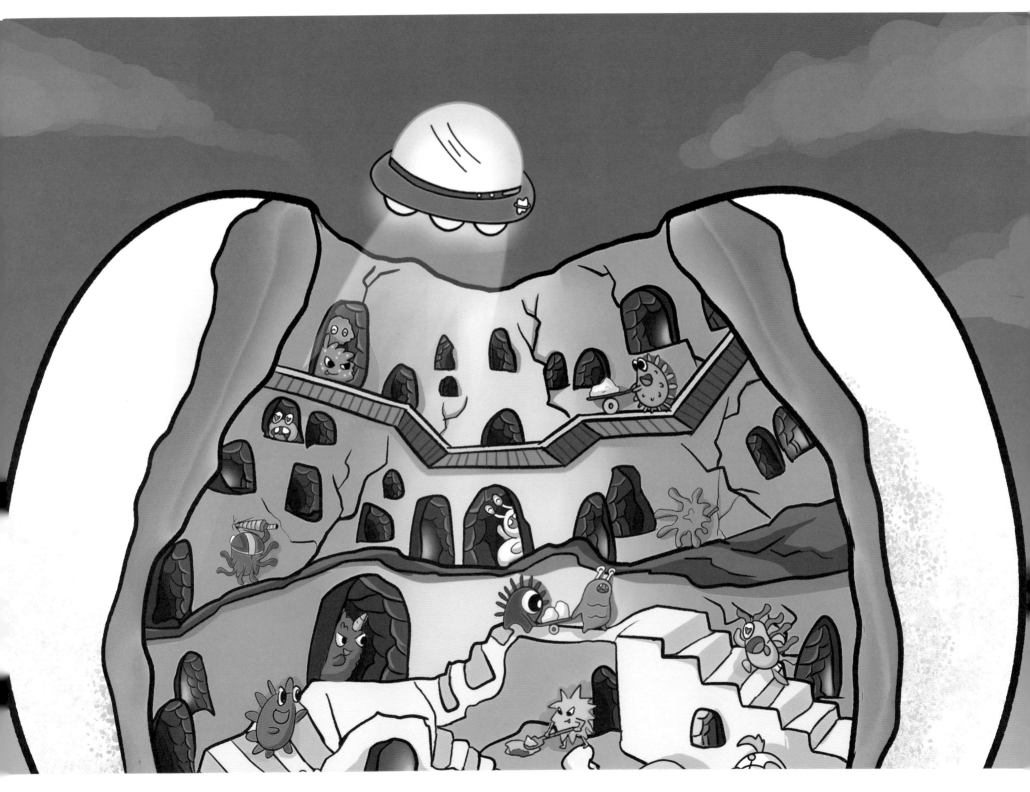

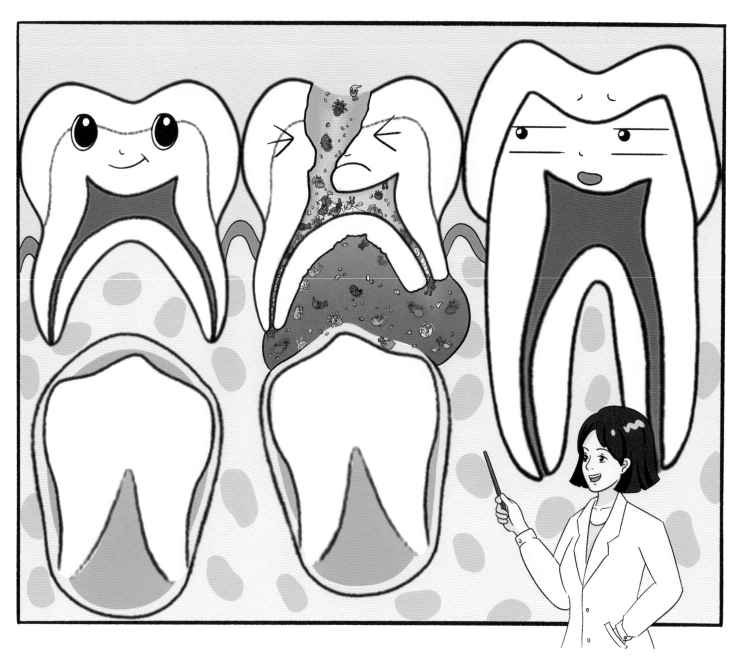

校长：你们看，细菌已经破坏了恒牙胚的骨质，所以为保证恒牙的健康，这颗乳牙只能被拔掉了。这种没有到替换时间就被拔掉的乳牙叫乳牙早失。

吉多多：预防乳牙龋齿，可以防止乳牙早失，健康的乳牙对引导恒牙萌出非常重要。

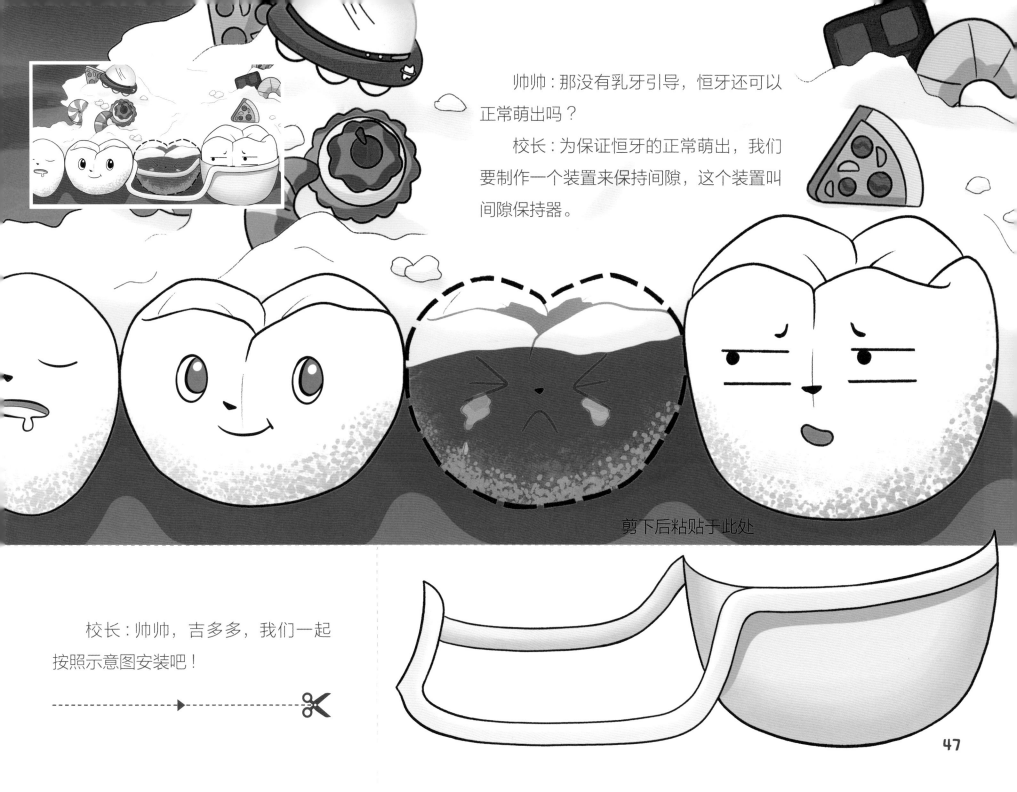

帅帅：那没有乳牙引导，恒牙还可以正常萌出吗？

校长：为保证恒牙的正常萌出，我们要制作一个装置来保持间隙，这个装置叫间隙保持器。

剪下后粘贴于此处

校长：帅帅，吉多多，我们一起按照示意图安装吧！

47

乳牙反正要换，龋齿还要 *治疗* 吗

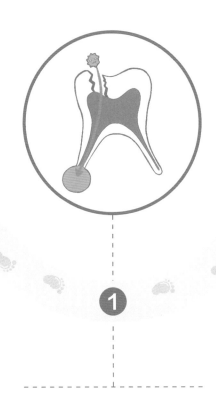

1 龋病一旦发生，细菌就不会停止破坏的脚步，进一步深入牙齿，侵犯牙神经，形成牙髓炎，牙髓的感染会顺着根管继续向牙根部进展，炎症突破根尖孔，这个阶段叫根尖周炎。

如果你仍然选择忽视，根尖周炎的感染就会慢慢扩散，并在牙龈处形成肿包，也就是细菌挖出的通道。

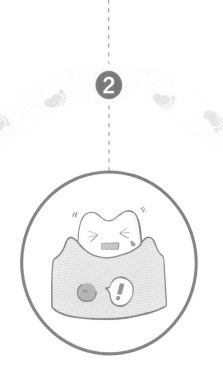

2

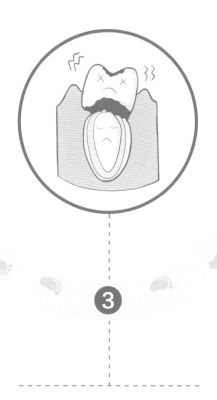

3 如果向下方发展，有可能恒牙胚还没到萌出时间，就被细菌感染了。一个"小小"的龋齿会引发一系列病程的进展，所以龋病"不小"，需要早期干预。

学龄期

第六课

帅帅的重要时刻

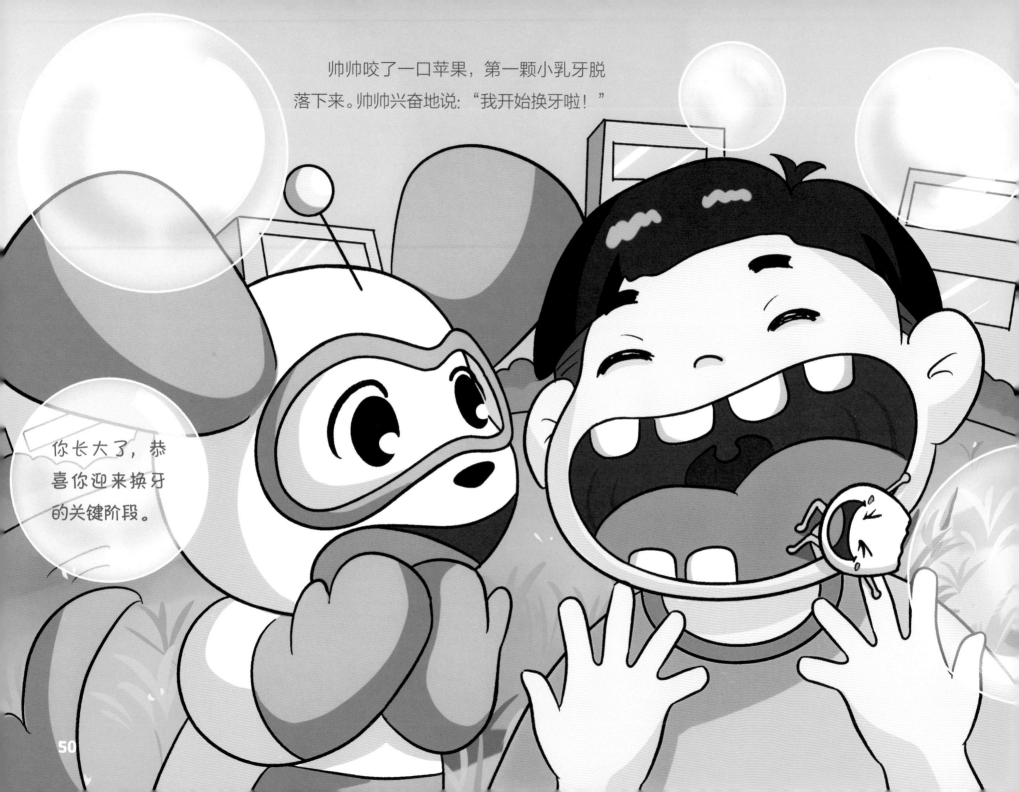

儿童一般从 6 岁开始换牙，一直持续到 12~13 岁，全部恒牙基本上萌出（还有 4 颗第三磨牙可能会在 17~25 岁萌出）。6~13 岁的儿童既有乳牙又有恒牙，是丑小鸭阶段。你们看恒牙像花蕾一样，埋在乳牙根尖的下方，一旦时机成熟，恒牙将会破龈萌出。

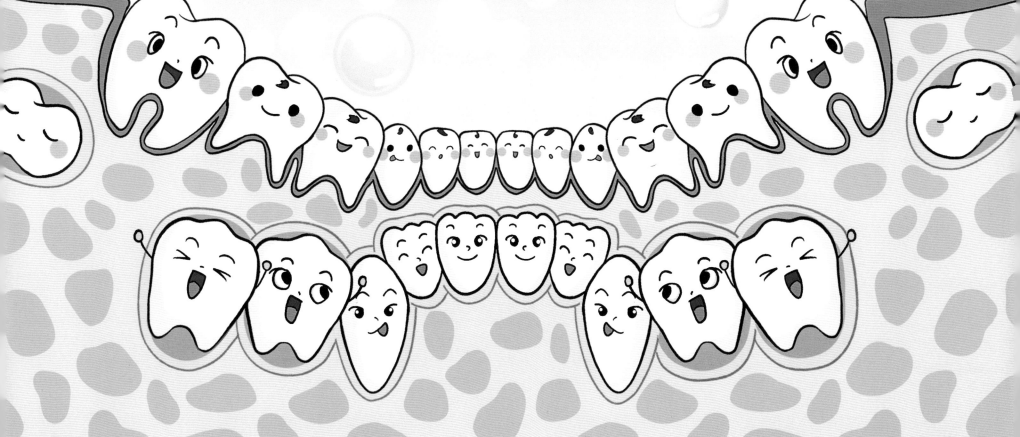

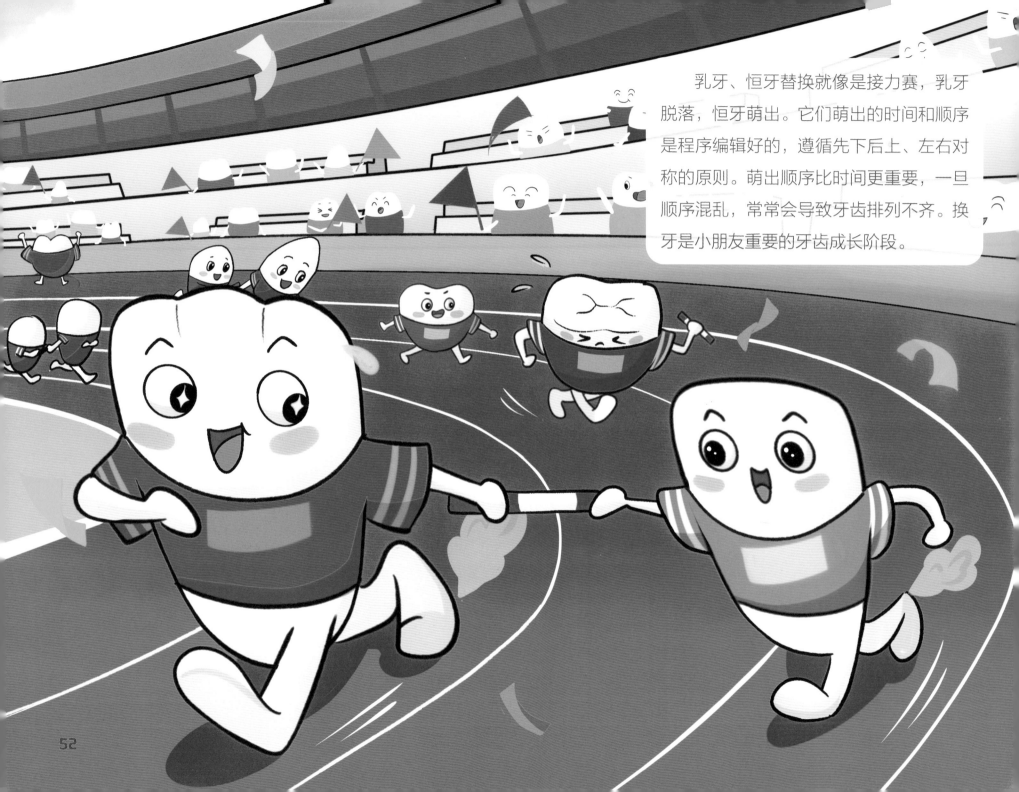

乳牙、恒牙替换就像是接力赛，乳牙脱落，恒牙萌出。它们萌出的时间和顺序是程序编辑好的，遵循先下后上、左右对称的原则。萌出顺序比时间更重要，一旦顺序混乱，常常会导致牙齿排列不齐。换牙是小朋友重要的牙齿成长阶段。

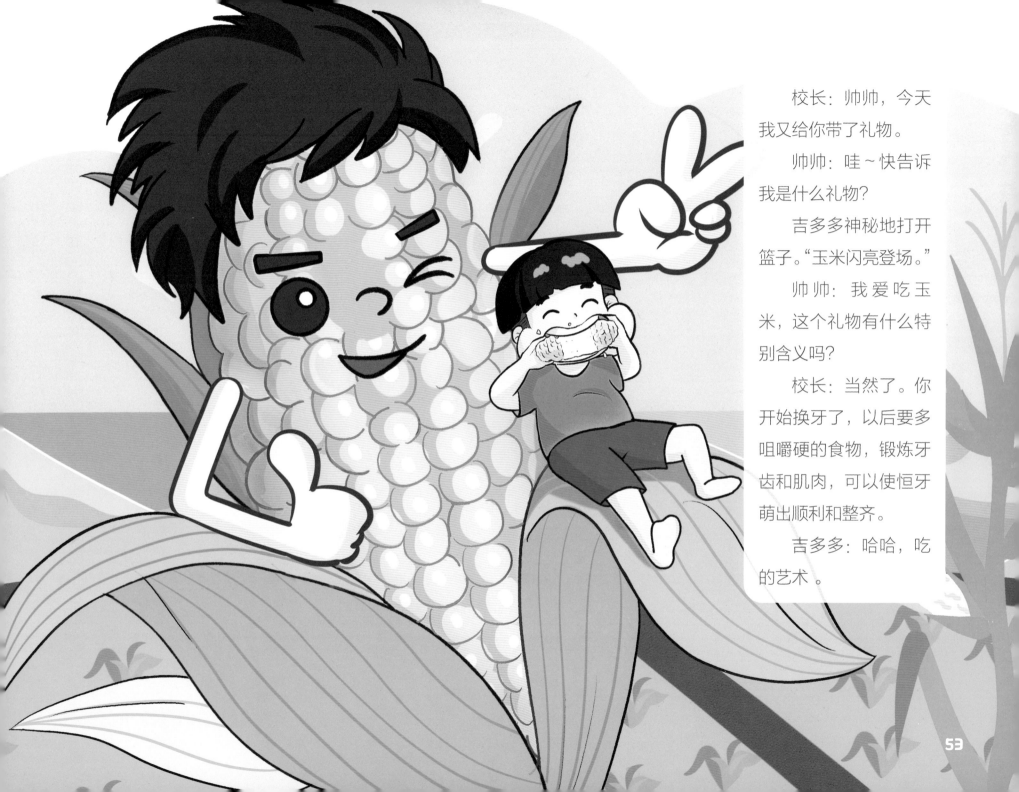

校长：帅帅，今天我又给你带了礼物。

帅帅：哇～快告诉我是什么礼物？

吉多多神秘地打开篮子。"玉米闪亮登场。"

帅帅：我爱吃玉米，这个礼物有什么特别含义吗？

校长：当然了。你开始换牙了，以后要多咀嚼硬的食物，锻炼牙齿和肌肉，可以使恒牙萌出顺利和整齐。

吉多多：哈哈，吃的艺术。

晚上帅帅梦到脱落的小乳牙。

帅帅：小乳牙，我好想你们啊。

乳牙们：帅帅，我们不会离开你。我们可以被
储存在干细胞库中，以备不时之需。

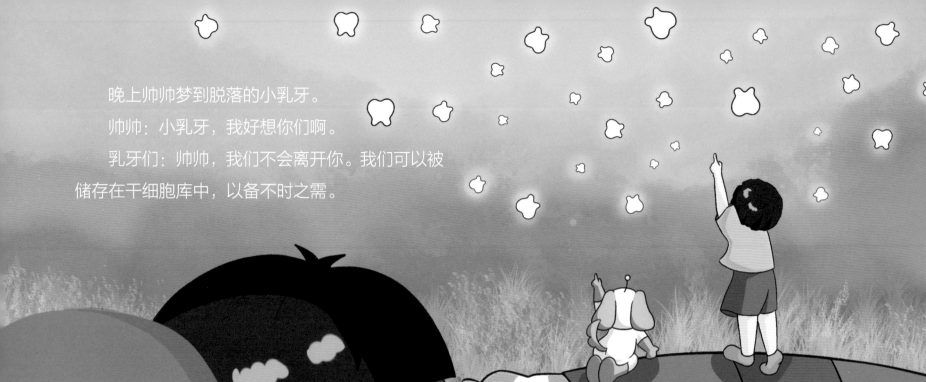

替牙期的注意事项

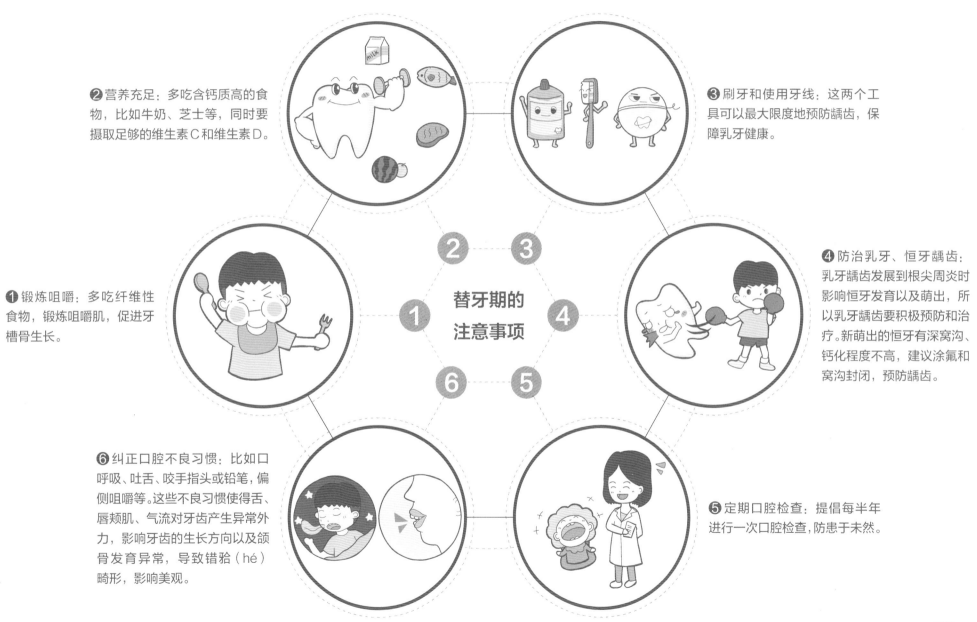

❷ 营养充足：多吃含钙质高的食物，比如牛奶、芝士等，同时要摄取足够的维生素C和维生素D。

❸ 刷牙和使用牙线：这两个工具可以最大限度地预防龋齿，保障乳牙健康。

❹ 防治乳牙、恒牙龋齿：乳牙龋齿发展到根尖周炎时影响恒牙发育以及萌出，所以乳牙龋齿要积极预防和治疗。新萌出的恒牙有深窝沟、钙化程度不高，建议涂氟和窝沟封闭，预防龋齿。

❶ 锻炼咀嚼：多吃纤维性食物，锻炼咀嚼肌，促进牙槽骨生长。

替牙期的
注意事项

❻ 纠正口腔不良习惯：比如口呼吸、吐舌、咬手指头或铅笔，偏侧咀嚼等。这些不良习惯使得舌、唇颊肌、气流对牙齿产生异常外力，影响牙齿的生长方向以及颌骨发育异常，导致错𬌗（hé）畸形，影响美观。

❺ 定期口腔检查：提倡每半年进行一次口腔检查，防患于未然。

牙齿 120，我该怎么做

恒牙外伤多发生于 7~9 岁的儿童，占恒牙外伤的 50%~70%。多发生于上颌中切牙，其次是上颌侧切牙。如果你的牙齿不幸掉出来，以下几点可能会救了你的牙齿。

1

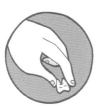

拿住牙冠的位置，不要碰到牙根。

2

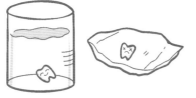

表面如有污染，简单冲洗后放入牛奶或生理盐水中（不可干燥保存）。

3

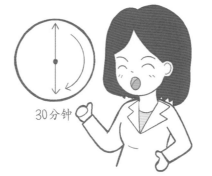

30分钟

半小时内尽快就医。

4

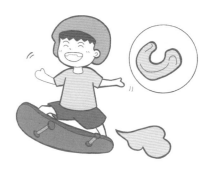

建议进行对抗性运动时佩戴运动防护牙托。

青春期

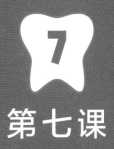

7

第七课

青春期专属牙龈炎

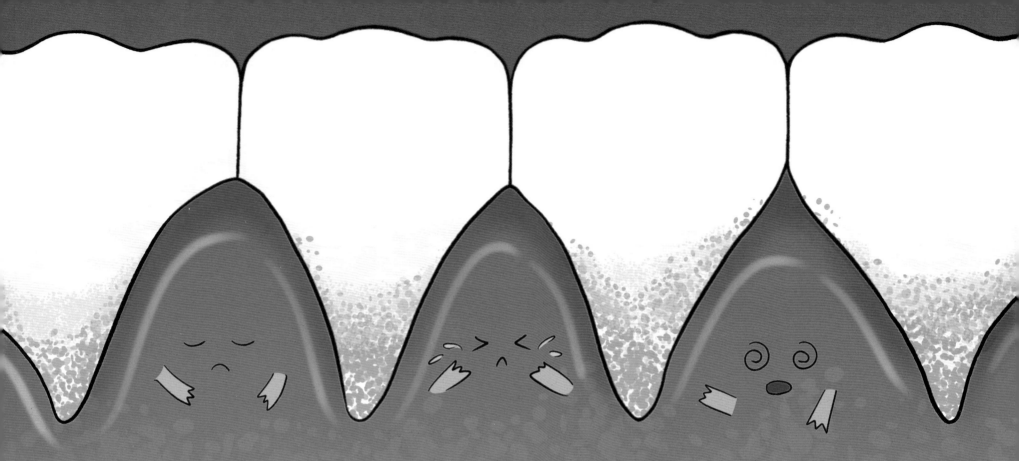

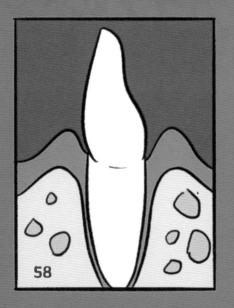

校长：最近接到好几个小朋友的电话求助：刷牙出血。随着青春期的来临，青春期牙龈炎也逐渐显现出来。走，我们去口腔探秘吧。

飞船降落在一个小朋友的口腔里。

校长：你们看，这些牙面有许多牙菌斑，牙龈红肿，触碰会出血。这就是牙龈炎。

帅帅：为什么叫青春期牙龈炎呢？

吉多多：因为青春期性激素水平的变化是这个年龄段牙龈发炎的一个特殊诱因。

走！我们一起去看看牙龈沟里发生了什么？

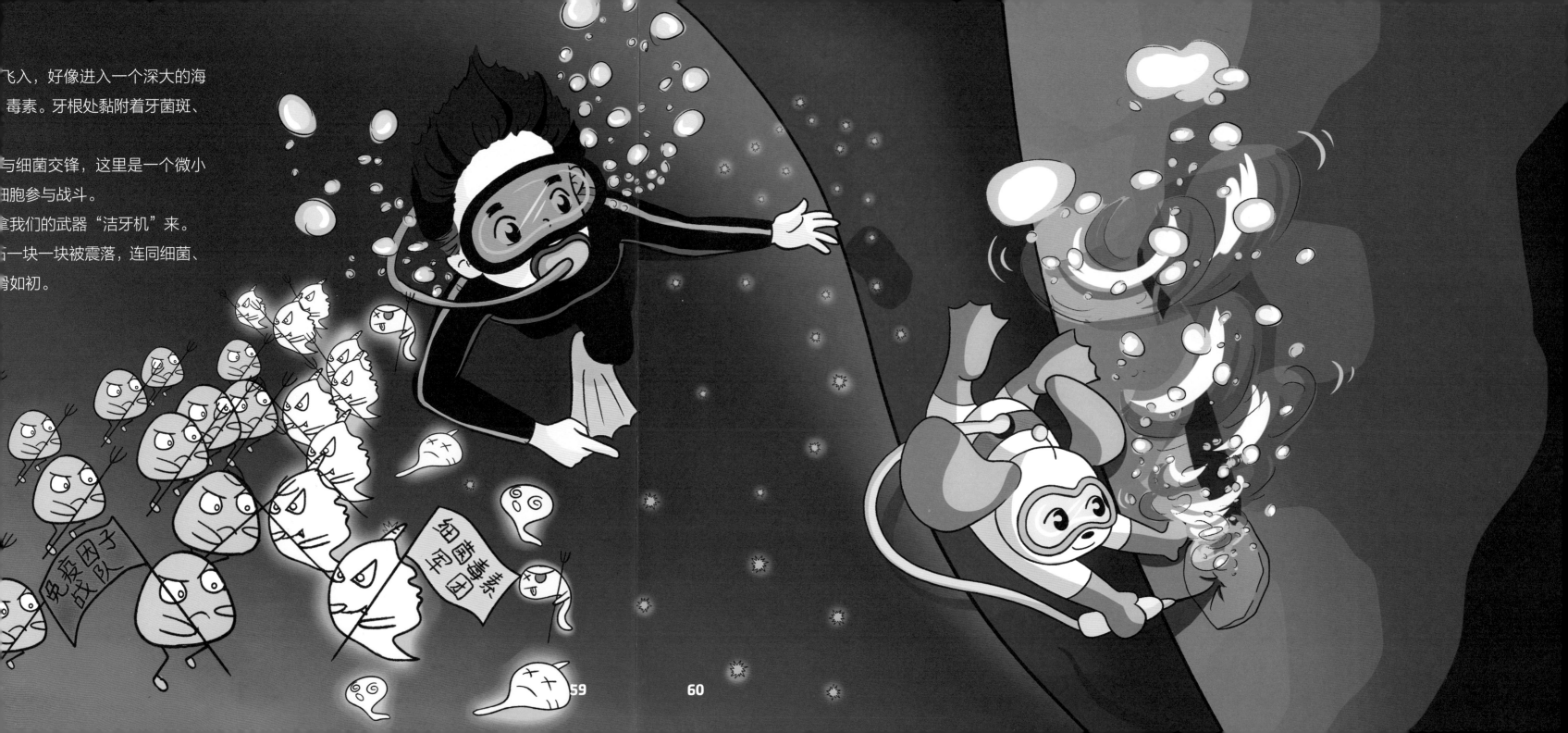

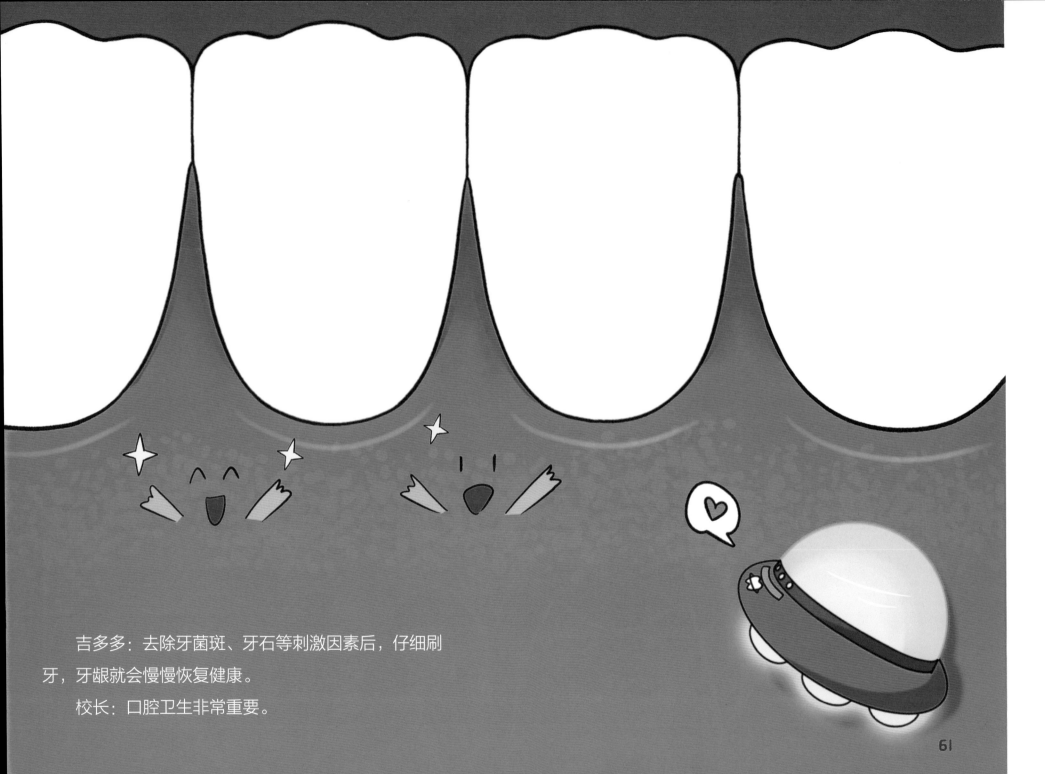

吉多多：去除牙菌斑、牙石等刺激因素后，仔细刷牙，牙龈就会慢慢恢复健康。

校长：口腔卫生非常重要。

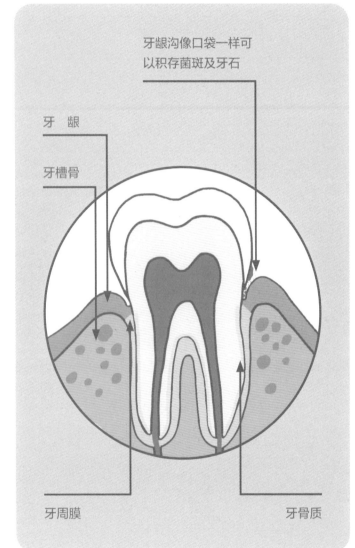

牙 周 组 织

牙龈沟像口袋一样可以积存菌斑及牙石

牙 龈

牙槽骨

牙周膜　　　　　　牙骨质

你想微笑
健康的
清新的

**预防大于
自主防御更**

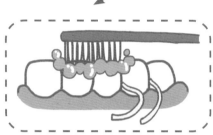

通过有效刷牙及使用牙线

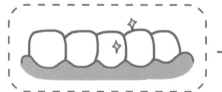

牙周组织具有天然的防御系统。宿主与微生物之间的平衡关系是牙龈健康的必要条件。

牙龈炎发生后，我们只有
有效刷牙及定期洗牙才
使牙龈炎症消退。如果
视自主防御，并且定期
牙，牙周问题将会远离

青春期

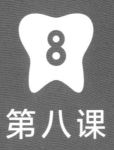

第八课

正畸时光旅行

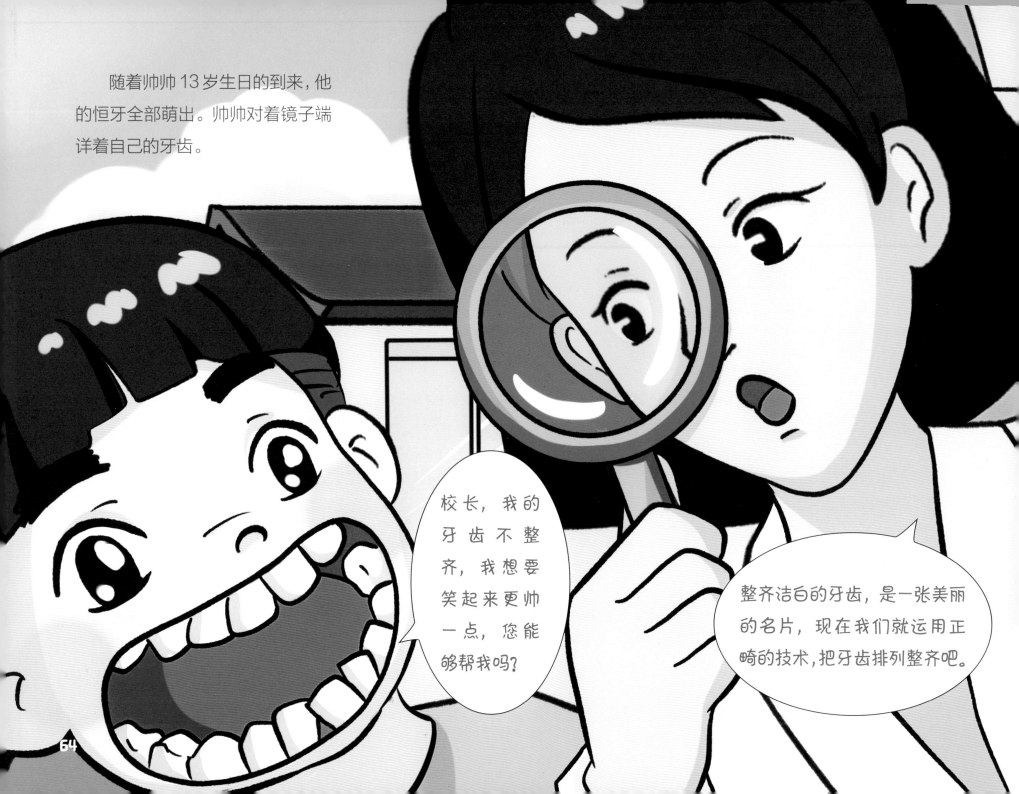

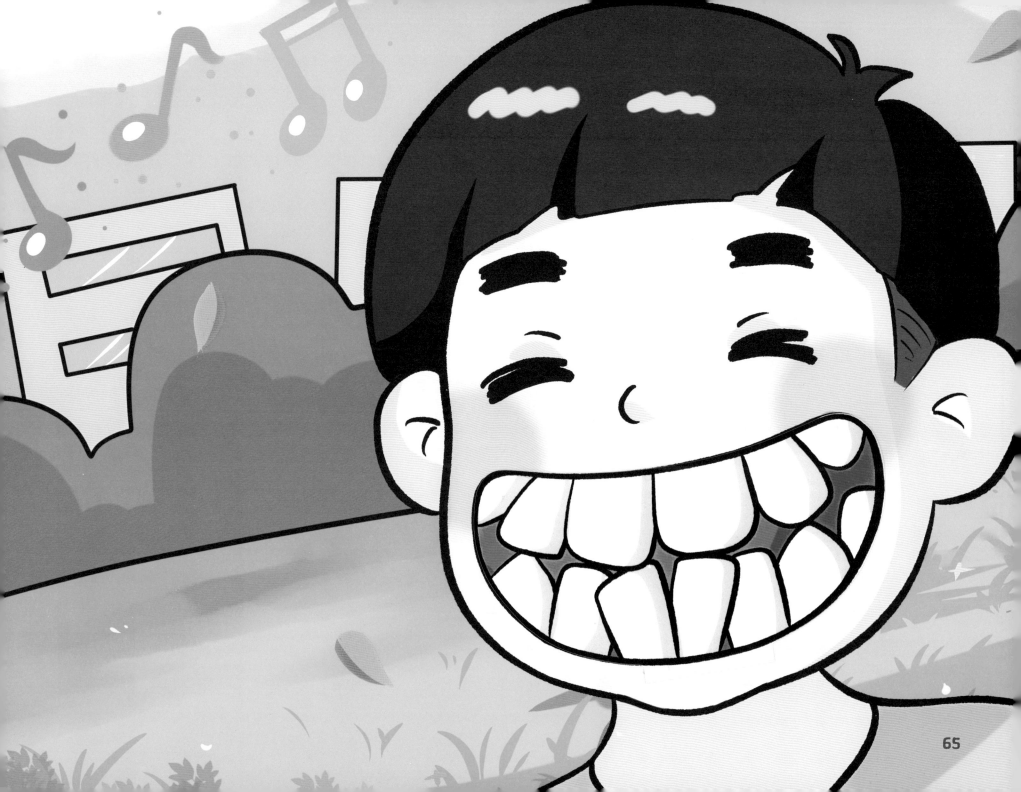

口腔探索结束了，口腔大学毕业典礼隆重举行，大家开心地庆祝这一重要时刻。

帅帅在校长和吉多多的帮助下，养成了良好的口腔卫生习惯和饮食习惯，得到了口腔健康小卫士勋章，成为了名副其实的口腔健康小卫士，并加入口腔科普宣传队。

小朋友们，你们拿到勋章了吗？

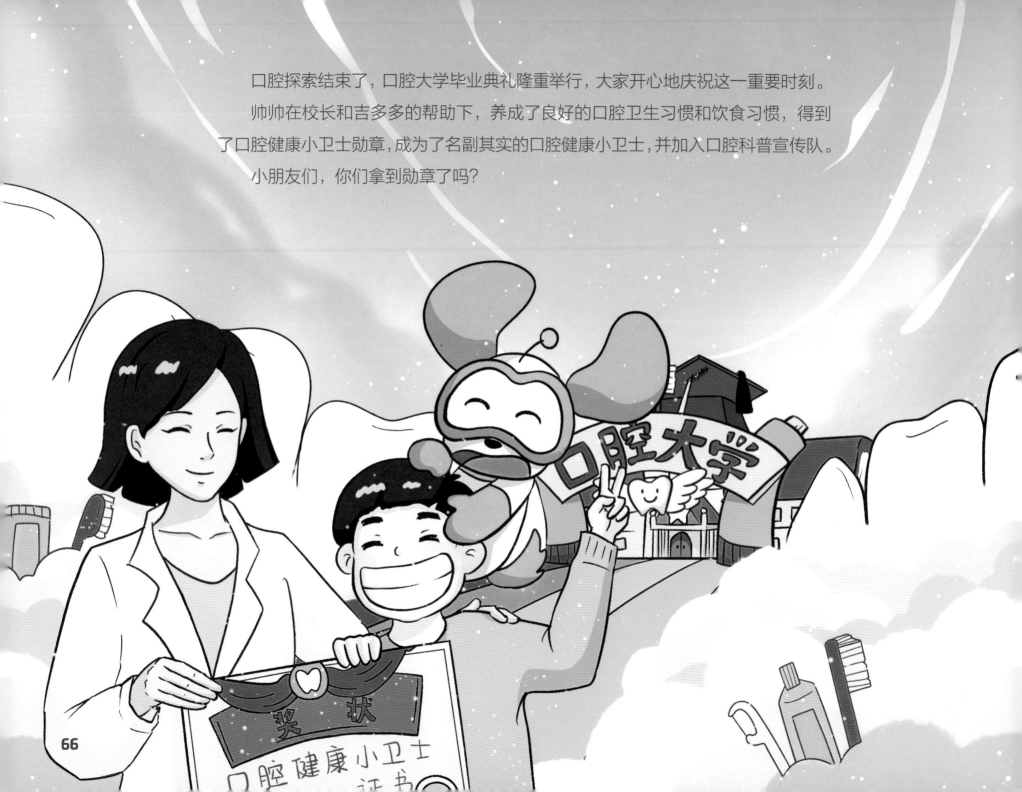

牙齿矫正的 最佳 时间

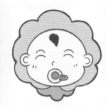

乳牙期 3~6 岁

这个时期，主要是纠正影响孩子牙齿、颌骨发育的不良习惯。尤其是观察孩子是否存在反𬌗（hé）（俗称"兜齿""地包天"），及时解除下前牙阻挡上前牙，否则影响上颌骨发育。

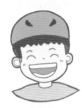

替牙期 6~12 岁

这一时期，是功能性矫治的黄金期。功能性矫治可以纠正不良习惯等功能性因素引发的牙齿、颌骨发育异常。不但能矫正牙齿问题，而且同时能矫正孩子的面形。

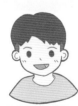

恒牙期 12~15 岁

这一时期，第二恒磨牙也已经萌出。生长发育高峰期，这个阶段是牙齿不齐矫正的黄金期。

关于 牙齿矫正 的特别提醒

❶ 建议在孩子 6 岁左右，请正畸医生给孩子做一次检查评估，并每年带孩子做一次口腔检查，不要错过孩子矫正牙齿的黄金期。

❷ 认真刷牙，预防乳牙、恒牙龋齿。

❸ 注意纠正口腔不良习惯。

❹ 佩戴矫治器的孩子注意口腔卫生习惯，使用特殊牙刷、牙线，以及冲牙器清洁牙齿。

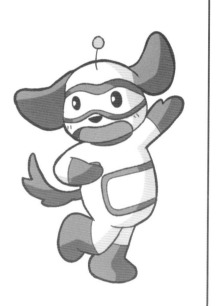

乳牙萌出时间

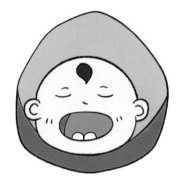

下颌乳切牙

出生后 6 个月

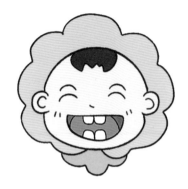

上颌乳切牙

出生后 7 个月

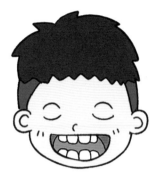

乳侧切牙

出生后 9~10 个月

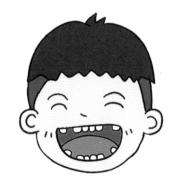

第一乳磨牙

出生后 12~14 个月

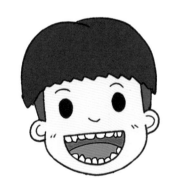

乳尖牙

出生后 16~18 个月

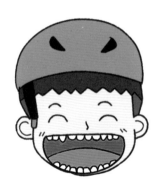

第二乳磨牙

出生后 20~30 个月

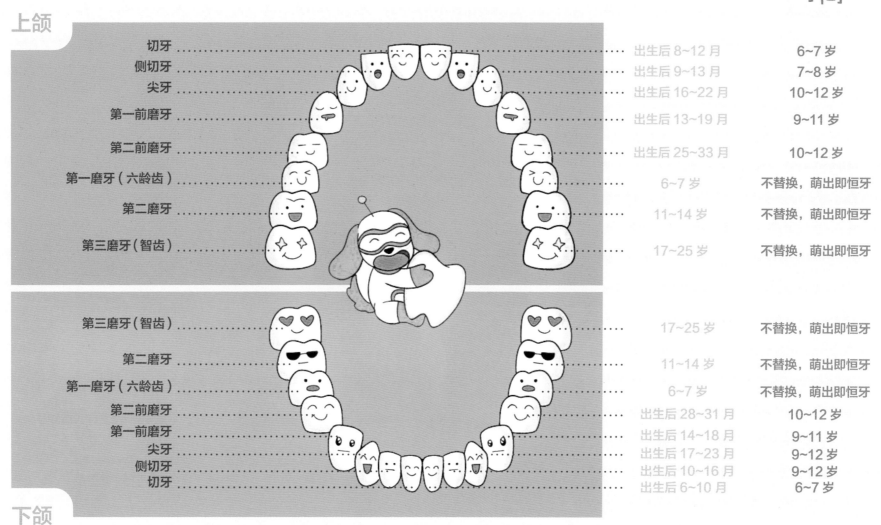

	萌出时间	替换乳牙的时间
上颌		
切牙	出生后 8~12 月	6~7 岁
侧切牙	出生后 9~13 月	7~8 岁
尖牙	出生后 16~22 月	10~12 岁
第一前磨牙	出生后 13~19 月	9~11 岁
第二前磨牙	出生后 25~33 月	10~12 岁
第一磨牙（六龄齿）	6~7 岁	不替换，萌出即恒牙
第二磨牙	11~14 岁	不替换，萌出即恒牙
第三磨牙（智齿）	17~25 岁	不替换，萌出即恒牙
下颌		
第三磨牙（智齿）	17~25 岁	不替换，萌出即恒牙
第二磨牙	11~14 岁	不替换，萌出即恒牙
第一磨牙（六龄齿）	6~7 岁	不替换，萌出即恒牙
第二前磨牙	出生后 28~31 月	10~12 岁
第一前磨牙	出生后 14~18 月	9~11 岁
尖牙	出生后 17~23 月	9~12 岁
侧切牙	出生后 10~16 月	9~12 岁
切牙	出生后 6~10 月	6~7 岁

生长发育图

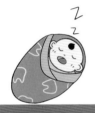

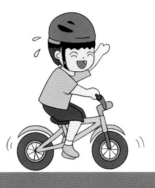

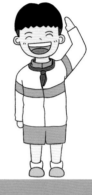

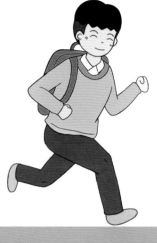

胎儿期

·妈妈应该要保证有充足的钙、磷等矿物质以及维生素等补充。

·怀孕过程中避免病毒感染。

·避免过量的辐射线以及化学药物的使用。

婴儿期

·萌出第一颗乳牙至1岁之前可进行第一次的口腔检查。

·如果超过1岁，第一颗乳牙未萌出，或超过3岁乳牙尚未全部萌出，就需要查找原因。

·这个时期父母要培养幼儿良好的口腔卫生习惯和饮食习惯。帮助孩子早晚刷牙，餐后使用牙线，注意预防龋齿。

学龄前期

·及时进行窝沟封闭。

·半年可涂氟一次。

·家长监督孩子刷牙，并检查刷牙后的情况。

·定期口腔检查。

学龄期

·营养摄入充足，多吃纤维性食物及含钙高的食物。

·防治乳牙及恒牙龋病。

·关注孩子有无口腔不良习惯并及早进行干预，运动时注意防护，如有对抗性运动时可佩戴防护牙托。

青春期

·注意口腔清洁、刷牙与使用牙线的重要性。

·儿童颌面部生长发育较快、口腔组织可塑性强，借助早期干预便可以使牙齿沿着理想的弓形方向生长、促进颌骨正常发育，从而使牙齿排列整齐，颜面发育更漂亮。

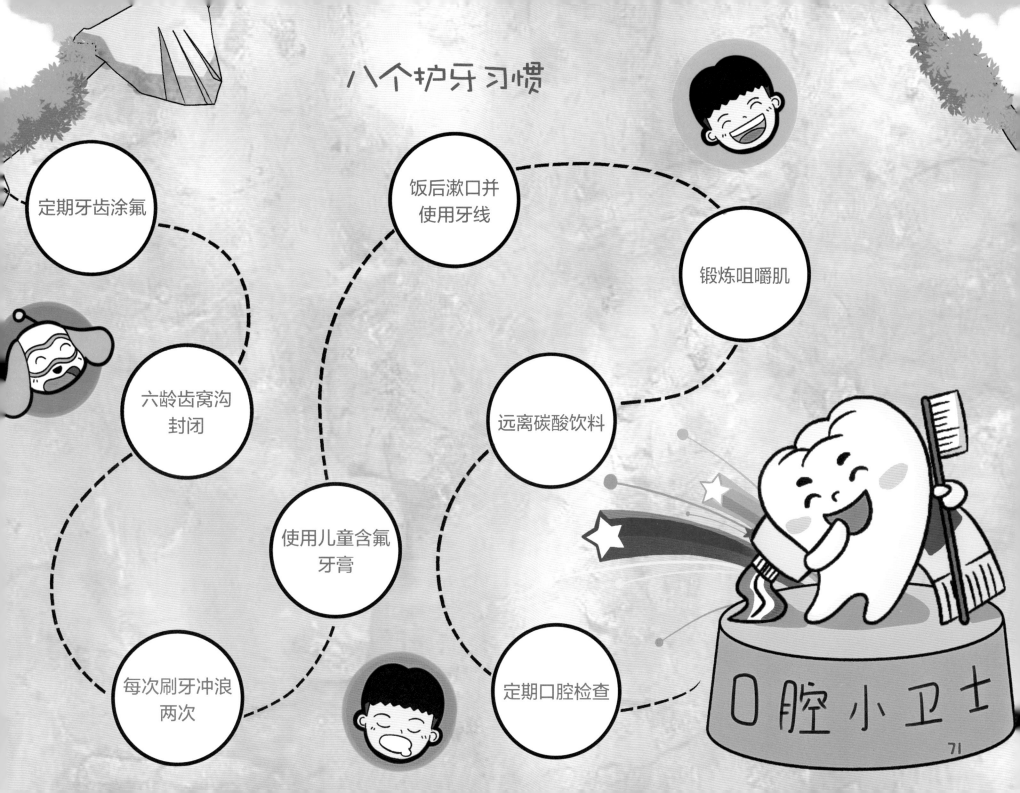

图书在版编目（CIP）数据

口腔大学：让孩子受益一生的口腔医学科普书 / 张芳，

宋宜娴编著 . —北京：中国医药科技出版社，2023.9

ISBN 978-7-5214-4100-0

Ⅰ . ①口… Ⅱ . ①张… ②宋… Ⅲ . ①口腔科学—儿

童读物 Ⅳ . ① R78-49

中国国家版本馆 CIP 数据核字 (2023) 第 145223 号

口腔大学

让孩子受益一生的口腔医学科普书

总策划、出品人　李程	电话　发行：010-62227427
编著　张芳 宋宜娴	邮购：010-62236938
艺术总监　万捷	网址　www.cmstp.com
艺术副总监　刘轶博	规格　889×1194 mm ¹/₁₆
创意策划　刘轶博 张芳 宋宜娴 杨弘佳 王泽宇	印张 4.875　字数 150 千字
绘画　窦嫣然 张倩 刘轶博 宋宜娴	版次　2023 年 9 月第 1 版
责任编辑　范志霞 郭新宇	印次　2023 年 9 月第 1 次印刷
版式设计　北京雅昌艺术印刷有限公司	印刷　北京雅昌艺术印刷有限公司
出版　中国健康传媒集团	中国医药科技出版社	经销　全国各地新华书店
地址　北京市海淀区文慧园北路甲 22 号	书号　ISBN 978-7-5214-4100-0
邮编　100082	定价　118.00 元

获取新书信息、投稿、为图书纠错，请扫码联系我们。